#		#	
1	Grundlagen der Gelenk- und Wirbelsäulenmessung 1	9	Tests und Messungen am Fuß 149
2	Einführung in die ICF (WHO 2001) und ihre Anwendung bei Gelenkfunktionsstörungen 11	10	Tests und Messungen an der Wirbelsäule gesamt 159
3	Grundlagen der Gelenk- und Wirbelsäulenmessung 27	11	Tests und Messungen an Kopf und Halswirbelsäule 177
4	Tests und Messungen an der Schulter 53	12	Tests und Messungen an der Brustwirbelsäule 209
5	Tests und Messungen am Ellenbogen 83	13	Tests und Messungen an der Lendenwirbelsäule 223
6	Tests und Messungen an Hand und Fingern 91	14	Sonstige Tests 229
7	Tests und Messungen an der Hüfte 113		Anhang 271
8	Tests und Messungen am Knie 135		Dokumentationsbögen 272

Funktionstests obere Extremität

Schulter

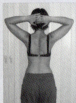
Hinterkopfgriff

Schürzengriff

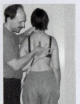
Kombinationsgriff

Ellenbogen

Extension   Flexion

Hand

Fingerspreize

Faustschluss

Daumen opp.

Funktionstests untere Extremität

Hüfte

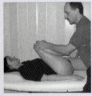
Flexion

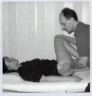
Adduktion

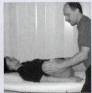
Abduktion

Knie

Flexion

Extension

Außenrotation

Innenrotation

R. Bruzek

Leitfaden Gelenkmessung

Roland Bruzek

Leitfaden
Gelenkmessung

URBAN & FISCHER
München · Jena

Zuschriften und Kritik an:
Elsevier GmbH, Urban & Fischer Verlag, Lektorat Fachberufe, Karlstraße 45, 80333 München

Wichtiger Hinweis für den Benutzer
Die Erkenntnisse in der Medizin unterliegen laufendem Wandel durch Forschung und klinische Erfahrungen. Der Autor dieses Werkes hat große Sorgfalt darauf verwendet, dass die in diesem Werk gemachten therapeutischen Angaben (insbesondere hinsichtlich Indikation, Dosierung und unerwünschten Wirkungen) dem derzeitigen Wissensstand entsprechen. Das entbindet die Nutzer dieses Werkes aber nicht von der Verpflichtung, ihre therapeutischen Entscheidungen in eigener Verantwortung zu treffen.
Wie allgemein üblich wurden Warenzeichen bzw. Namen (z. B. bei Pharmapräparaten) nicht besonders gekennzeichnet.

Bibliografische Information Der Deutschen Bibliothek
Die Deutsche Bibliothek verzeichnet diese Publikation in der Deutschen Nationalbibliografie; detaillierte bibliografische Daten sind im Internet unter http://dnb.ddb.de abrufbar.

Alle Rechte vorbehalten
1. Auflage 2006
© Elsevier GmbH, München
Der Urban & Fischer Verlag ist ein Imprint der Elsevier GmbH.

06 07 08 09 10   5 4 3 2 1

Das Werk einschließlich aller seiner Teile ist urheberrechtlich geschützt. Jede Verwertung außerhalb der engen Grenzen des Urheberrechtsgesetzes ist ohne Zustimmung des Verlages unzulässig und strafbar. Das gilt insbesondere für Vervielfältigungen, Übersetzungen, Mikroverfilmungen und die Einspeicherung und Verarbeitung in elektronischen Systemen.

Um den Textfluss nicht zu stören, wurde bei Patienten und Berufsbezeichnungen die grammatikalisch maskuline Form gewählt. Selbstverständlich sind in diesen Fällen immer Frauen und Männer gemeint.

Lektorat: Ines Mergenhagen, Hilke Dietrich, München
Redaktion: Gitta Wilke, Ahrensburg
Herstellung: Hildegard Graf, München
Satz: Mitterweger & Partner, Plankstadt
Druck und Bindung: Clausen & Bosse, Leck
Fotos: Roland Bruzek, Badenweiler
Grafiken: Henriette Rintelen, Velbert
Umschlaggestaltung: Zwischenschritt/Rainald Schwarz, München
Titelfotografie: Roland Bruzek, Badenweiler

ISBN-13: 978-3-437-48220-5
ISBN-10: 3-437-48220-3

Aktuelle Informationen finden Sie im Internet unter
http://www.elsevier.com und http://www.elsevier.de

Geleitwort

Die Verbesserung der Beweglichkeit ist neben der Schmerzlinderung eines der Hauptziele bei der Behandlung des Bewegungsapparates. Die Verbesserung der Beweglichkeit berechtigt – auch gegenüber dem Kostenträger – zur Fortführung der Therapie. Sie ist sowohl Motivation für den Patienten wie auch Bestätigung für den Therapeuten.

Die Erfahrung lehrt, dass aber nur dann gemessen wird, wenn dies präzise und einfach und ohne speziellen Zeitaufwand durchgeführt werden kann. Die umfassenden Kenntnisse und Erfahrungen auf dem Gebiet der Goniometrie hat es Herrn Bruzek ermöglicht, neue geeignete Messinstrumente auszuwählen und deren Handhabung verständlich zu beschreiben. Sein Bildmaterial ist sorgfältig ausgewählt und seine Beschreibungen kurz, klar und gut verständlich.

All diejenigen, die sich mit der Therapie des Bewegungsapparats beschäftigen, werden einen großen Nutzen daraus ziehen.

Dr. Jules Rippstein

Vorwort

Haben Sie sich schon einmal von einem Handwerker eine Einbauküche oder ein Fenster einbauen lassen? Was würden Sie sagen, wenn der Handwerker sich vermessen hätte und bei Lieferung stellte sich heraus, dass alles 3 mm zu breit wäre? An dieser Frage sehen Sie, wie selbstverständlich uns im Handwerk der Umgang mit und auch die *Forderung nach exakter Messung von Winkeln und Maßen* ist.

In der orthopädischen Medizin ist exaktes Messen insbesondere für eine exakte Verlaufsdokumentierung notwendig. Der Arzt/Therapeut führt eine Messung vor einer Behandlung aus und dokumentiert das Messergebnis. Nach der Durchführung einer Therapiemaßnahme oder eines zeitlichen Zwischenraums kann er mit einer erneuten Messung feststellen, ob sich Veränderungen ergeben haben. Damit jedoch auch andere Ärzte/Therapeuten die Messergebnisse vergleichen können, ist eine standardisierte Durchführung notwendig. Mit der standardisierten Durchführung und Dokumentierung von Messungen von Gelenkbeweglichkeit, Kraft, Ausdauer und Umfang von Extremitäten werden die entscheidenden Daten zur Beurteilung von Krankheits- und Behandlungsverläufen geliefert.

Voraussetzung für exaktes Messen im Handwerk und in der orthopädischen Medizin ist gleichermaßen die *Auswahl des geeigneten Messgeräts*. Es ist interessant, welche zusätzlichen Erkenntnisse und neuen Messgeräte es heutzutage gibt, seitdem in den 1970er und 1980er Jahren wichtige Standardwerke zur Gelenkmessung veröffentlicht wurden. Informationen hierzu findet man in vielen Studien und bei zahlreichen Produktangeboten insbesondere amerikanischer Anbieter. Die Erkenntnisse in neuerer Zeit sind tatsächlich vielfältig und viele Messungen sind exakter und einfacher möglich als damals. Für eine exakte Messung ist darüber hinaus die *Erfahrung im Umgang mit dem Messgerät* ausschlaggebend. Grundsätzlich müssen Fehlerquellen erkannt und Messungen bei Bedarf wiederholt werden.

Was macht den besonderen Wert exakter Messverfahren in der orthopädischen Medizin eigentlich aus?

Die Forderung nach Effizienznachweisen in der Medizin wird immer größer. Medikamente müssen bereits jetzt ihre Wirksamkeit nachweisen und anderen medizinischen Verfahren kann es mittelfristig genauso gehen. Der Grund: Wir können uns einfach keine Medizin mehr leisten, die nicht hilft. Die Folge: Alle Therapiemethoden und Therapeuten müssen vermutlich in nicht allzu ferner Zukunft unter Beweis stellen, dass sie auch einen zusätzlichen Gesundheitswert schaffen.

Dabei spielen *verlässliche Effizienznachweise* eine immer größere Rolle, und genau dafür benötigen wir – wie der Handwerker auch – sowohl ein verlässliches Messinstrument als auch ein standardisiertes Messverfahren. Bereits heute fordern einige Kostenträger von Ärzten und Kliniken, Patienten in die ICF-Kategorien einzustufen (ICF: „Internationale Klassifikation der Funktionsfähigkeit, Behinderung und Gesundheit", WHO 2001, ☞ Kap. 2). Die Vorgaben der ICF gestatten hierbei lediglich eine Toleranz von 5 % bei der Bewertung. Ebenso wird zunehmend von Ärzten und Kliniken die Einführung eines *Qualitätsmanagementsystems* verlangt, welches immer den Einsatz exakter und dem *Stand der Technik entsprechender Messverfahren* zur Bewertung der Ergebnisqualität erfordert.

Exakte Messungen können sich darüber hinaus bei der täglichen Arbeit mit Patienten als nützlich erweisen und die Motivation von Patient und Therapeut erhöhen. Jeder Patient und jeder Therapeut freut sich, wenn er nach 3 Behandlungen einen messbaren Erfolg vorweisen kann oder sogar langfristige Therapieverläufe dokumentiert werden können. Sowohl Patient als auch Behandler werden sich anstrengen, die erzielten Ergebnisse weiter zu verbessern. Im exakten Messen liegt somit die Grundlage für das zielgerichtete, ständig auf Verbesserung ausgerichtete therapeutische Vorgehen, dem sog. Clinical Reasoning. Nur wenn der Behandler sein gewähltes therapeutisches Vorgehen nach einigen Behandlungen auf seine Effizienz prüft, kann er sicher sein, das Richtige zu tun; ansonsten müsste er unbedingt seinen Therapieansatz hinterfragen.

Entstehung und Ziel des Buches

Bei meiner täglichen Arbeit am Patienten hatte ich das Bedürfnis, schnell mögliche Testverfahren für alle Bereiche der orthopädischen Medizin und Physiotherapie zur Verfügung zu haben. Mein Versuch, Informationen schnell zu nutzen, scheiterte daran, dass immer genau dann, wenn ich diese benötigte, die nötigen Fachbücher und Literaturressourcen aus medizinischen Datenbanken nicht verfügbar oder nur mit großem Aufwand zu beschaffen waren. Hieraus entstand die Idee, zunächst eine Plattform zu schaffen, die – nach Themen sortiert – den schnellen Zugriff auf die wichtigsten Testverfahren als Internetplattform und später ausführlich als CD-ROM verfügbar macht. Diese Idee wurde dann auch erfolgreich im Jahr 2004 mit der CD-ROM „Physiotest-Ortho 2005" umgesetzt. Auf Wunsch zahlreicher Leser, neben der CD-ROM auch ein Buch zur Verfügung zu haben, welches mit an die Behandlungsbank genommen werden kann, entstand das vorliegende Buch zum Themenbereich Gelenk- und Haltungsmessung.

Die vorgestellten Verfahren wurden aufgrund ihrer Praktikabilität, ihrer geringen Kosten und aufgrund ihrer Bewertungen in der wissenschaftlichen Literatur ausgewählt.

Ziel dieser ersten Buch-Ausgabe ist es, zu allen Gelenken und Bewegungsrichtungen geeignete und praktikable Messverfahren im Bild darzustellen und diese so ausführlich zu beschreiben, dass sowohl erfahrene als auch unerfahrene Therapeuten, Mediziner und Studenten die Verfahren anwenden können.

Für die meisten Messungen reichen ein einfacher Winkelmesser oder ein Maßband aus, jedoch werden bewusst auch verbesserte Verfahren mit Spezial-Goniometern und Inklinometern (Neigungsmessern) dargestellt, falls die Durchführung mit diesen Geräten exaktere Messergebnisse erwarten lässt. Um auch zukünftigen Anforderungen an die Dokumentation von Behandlungsfortschritten nach internationalen Standards zu entsprechen, findet der Leser Dokumentationsbögen sowie Bezüge zur ICF (WHO 2001) unter der Internetadresse http://www3.who.int/icf (ICF-Seiten der WHO).

Es ist mein Anliegen, durch das vorliegende Buch einen Beitrag zur Objektivierung therapeutischer Erfolge zu leisten und auf der Basis des bestehenden Wissens eine neue Diskussion zur Anwendung und Optimierung von Assessmentverfahren anzuregen, frei nach dem Motto: *„Lass uns alle darüber streiten und diskutieren, ob es nicht doch noch bessere Verfahren gibt."*

Dabei wird bewährtes Wissen bzw. Standards zur Gelenkmessung aus den 1980er Jahren durch aktuelles Wissen aus wissenschaftlichen Studien erweitert sowie Messungen mit modernen Messgeräten miteinbezogen. Auf diese Weise soll das vorliegende Buch einen Beitrag zu einer glaubwürdigen und sicheren Dokumentierung therapeutischer Erfolge nach aktuellem Wissensstand leisten (Outcome-Assessment). Insbesondere in Zeiten leerer Kassen der Krankenversicherungen kann ein zuverlässiges Messverfahren, verbunden mit dem Nachweis tatsächlicher Therapieerfolge, ein Garant für den Verbleib einer Therapie im Katalog der Kassenleistungen sein.

Badenweiler, im Frühjahr 2006   Roland Bruzek

Danksagung

Mein Dank gilt insbesondere *Dr. Jules Rippstein* (FMH für orthopädische Chirurgie), der nicht nur die von ihm in jahrzehntelanger Arbeit entwickelten und ständig verbesserten Messgeräte kostenfrei zur Verfügung gestellt hat, sondern darüber hinaus auch die Texte und Bilder aus dem Bereich der Gelenk-, Umfang-, Längen- und Haltungsmessung gelesen, kommentiert und ergänzt hat. Des Weiteren formulierte er mit der Veröffentlichung seines Buches „Gelenk und Bewegung" im Jahr 1992 die wichtigsten Standards bezüglich Goniometrie und Inklinometrie auch für meine eigene tägliche Arbeit am Patienten.

Wesentliche Unterstützung verdanke ich auch *Dr. Stefan Best* (Facharzt für Orthopädie, Rheumatologie, Physikal. Therapie, Rehabilitation, Sozialmedizin), der mir sein Wissen und seine praktische Erfahrung aus dem Bereich Gelenkmessung der Hüft-, Knie- und Fußgelenke zur Verfügung gestellt hat.

Mein Dank gilt auch *Julia Niemann* (Physiotherapeutin), die in unermüdlicher Weise Texte geschrieben, kritisch und konstruktiv begleitet und selbst noch während der Ablichtung der zahlreichen Bilder ständig am Verbesserungsprozess mitgewirkt hat.

Ebenso möchte ich *Sandra Zimmermann* (MSc Physiotherapy) danken, die den Bereich Gelenkmessung Schulter, das Themengebiet ihrer Masterarbeit gewesen ist, und den Bereich Grundlagen um viele wichtige Aspekte und Literaturhinweise ergänzt hat.

Weiterhin sei *Dagmar Seeger* (Physiotherapeutin) gedankt, die ihre langjährigen Erfahrungen und Literaturkenntnisse aus dem Bereich der Wirbelsäulenmessungen beigetragen hat.

Schließlich gilt mein Dank denjenigen, die an dem Themenbereich ICF mitgewirkt haben und ihr Wissen zu diesem für uns alle noch neuen Bereich beigetragen haben. Dies sind *Matthias Pagels* (Physiotherapeut und z.Zt. Student im Bachelor-Studiengang Physiotherapy), *René Mittrach* (Physiotherapeut und Manualtherapeut OMT) und *Dr. paed. Heike Scheidhauer* (Physiotherapeutin und Dipl.-Med.-Pädagogin).

Zuletzt gilt mein Dank auch insbesondere Gitta Wilke, Ines Mergenhagen und Hilke Dietrich für die Durchsicht der Texte und die umfangreiche Beratung bei Gliederung und Textformulierung, sowie der Herstellerin Hildegard Graf.

Roland Bruzek

Kleine Bedienungsanleitung

Dieser Leitfaden Gelenkmessung soll sowohl als Nachschlagewerk dienen als auch direkt in der Praxis einsetzbar sein. Wir haben daher eine komprimierte und übersichtlich strukturierte Darstellung gewählt, die einen schnellen Zugriff auf die gesuchte Information ermöglicht: Der Text bietet kurz und knapp alle nötigen Informationen und Details, auf den Abbildungen lässt sich mit einem Blick das Vorgehen bei den Gelenkmessungen erkennen.

Einfache Funktionstests sind Ausgangspunkt aller Mobilitätsuntersuchungen und finden sich jeweils am Anfang eines Kapitels für das jeweilige Gelenk.

Nach den Funktionstests sind Messungen mit dem Goniometer (Winkelmesser) beschrieben, da dieses am weitesten verbreitet ist. Im Anschluss werden Messungen mit anderen Geräten wie dem Inklinometer oder Spezialmessgeräten gezeigt.

Für alle Messungen sind die Normwerte bei freier Beweglichkeit nach der SFTR-Dokumentation vor der Testbeschreibung angegeben. Eine Zusammenfassung der Normwerte findet sich auf den Dokumentationsbögen (s. Anhang) und auf der Innenseite des Umschlages.

 Tipps, Tricks und Hinweise auf vermeidbare Fehler sind durch die Mausefalle gekennzeichnet.

Ein Abkürzungsverzeichnis findet sich auf der nächsten Seite.

Zugangswege zur Information
Auf der zweiten Seite des Leitfadens gibt es eine Übersicht über die Kapitel des Buches, zu Beginn jedes Kapitels gibt es ein ausführliches Inhaltsverzeichnis.

Befundbögen
Die Befundbögen in diesem Buch mussten aus technischen Gründen sehr klein gedruckt werden.

Um sie in der Praxis in „Originalgröße" verwenden zu können, gibt es die Möglichkeit, einen kostenlosen Download im Internet unter http://www.elsevier.de/Gelenkmessungen oder unter http://www.physio-test.de/Gelenkmessungen zu erhalten.

Abkürzungsverzeichnis

A
A.	Arteria
Abd.	Abduktion
Add.	Adduktion
ant.	anterior
AR	Außenrotation
ASTE	Ausgangsstellung

B
BLD	Beinlängendifferenz
BWS	Brustwirbelsäule

D
Dig.	Finger
DIP	distales Interphalangealgelenk
dist.	distal
Dorsalext.	Dorsalextension

E
Ext.	Extension

F
FBA	Finger-Boden-Abstand
Flex.	Flexion

G
ggf.	gegebenenfalls

H
HWK	Halswirbelkörper
HWS	Halswirbelsäule

I
ICF	Internationale Klassifizierung der Funktionsfähigkeit, Behinderung und Gesundheit
Ind.	Indikation
inf.	inferior
inkl.	inklusiv
IP	interphalangeal
IR	Innenrotation

L
lat.	lateral
li.	links
Lig.	Ligamentum
Lj.	Lebensjahr
LWS	Lendenwirbelsäule

M
M.	Musculus, Morbus
max.	maximal
med.	medial
Min.	Minute
Mm.	Musculi

N
N.	Nervus
neg.	negativ
Nn.	Nervi

O
OP	Operation
OSG	oberes Sprunggelenk

P
Pat.	Patient, Patientin
PIP	proximales Interphalangealgelenk
post.	posterior
postop.	postoperativ
Proc.	Processus
prox.	proximal

R
re.	rechts

S
SFTR	Sagittal-/Frontal-/Transversalebene, Rotation
SIG	Sakroiliakalgelenk
s.o.	siehe oben
s.u.	siehe unten
sup.	superior

T
th	thorakal

U
USG	unteres Sprunggelenk

V
V.a.	Verdacht auf
v.a.	vor allem

W
WS	Wirbelsäule

1

Grundlagen der Gelenk- und Wirbelsäulenmessung

1.1	Neutral-Null-Methode (auch Null-Durchgangsmethode genannt)	2
1.2	**SFTR-Dokumentierung**	**3**
1.2.1	Grundlagen der SFTR-Dokumentierung	3
1.2.2	SFTR-Dokumentierung Schulter	5
1.2.3	SFTR-Dokumentierung Ellenbogen	5
1.2.4	SFTR-Dokumentierung Hand	5
1.2.5	SFTR-Dokumentierung Hüfte	6
1.2.6	SFTR-Dokumentierung Knie	7
1.2.7	SFTR-Dokumentierung Fuß	7
1.2.8	SFTR-Dokumentierung Wirbelsäule	8
1.3	Ausführungs- und Anwendungsgrundlagen	9

Grundlage der Gelenk- und Wirbelsäulenmessung ist die Kenntnis der Neutral-Null-Stellung als Ausgangsstellung für alle Messungen. Ausgehend von dieser Körperposition werden Bewegungen mit Hilfe von Winkelmesser (Goniometer), Inklinometer (Neigungsmesser), Maßband oder anderen Spezialmessgeräten gemessen. Damit die Messergebnisse wiederholbar und später auch mit den Messergebnissen anderer Untersucher vergleichbar sind, muss sich der Untersucher umfangreiche Kenntnisse über die exakte Durchführung der Messverfahren und den Gebrauch der Messgeräte aneignen. Aufgrund zahlreicher wissenschaftlicher Studien haben sich für jede Messung ganz bestimmte, zu bevorzugende Methoden der Messung ergeben. Beispielsweise sollen Messungen der Schulter immer in Rückenlage erfolgen und Messungen der Wirbelsäule immer mit einem Inklinometer durchgeführt werden. Auch ist es wichtig, dass Messungen immer 3-mal hintereinander durchgeführt werden und diese nach der erweiterten SFTR-Methode standardisiert dokumentiert werden. Alle diese Grundlagen werden weiter unten ausführlich dargestellt.

1.1 Neutral-Null-Methode (auch Null-Durchgangsmethode genannt)

Historischer Rückblick: Nomenklatur der Gelenkbewegungen
Prof. Johannes Schlaaf publizierte seine Messtechnik mit seinem großen, durchsichtigen Messfächer, womit sich praktisch sämtliche Bewegungsausschläge der Gelenke messen ließen. Er propagierte die Messung und Notierung in den 4 Körper-Hauptachsen (Sagittal-, Frontal-, Transversal- und Rotationsachse). Leider konnte seine an sich geniale Methode nicht übernommen werden, weil er auf der Notierung von 0–360° bestand.
Auf der Idee von J. Schlaaf aufbauend und ausgehend von der Null-Notierung von *Robert* und *Cave* entwickelte *Dr. John Gerhardt* die dynamische Neutral-Null-Durchgangsmethode und die SFTR-Notierung, die erstmals in Form einer Wandtafel 1964 publiziert wurde. Ein Jahr später wurde diese Methode von allen englisch sprechenden Ländern und 1969 von der SICOT (Société internationale de Chirurgie Orthopédique et Traumatologie) angenommen. Österreich folgte 1964 dank den Bemühungen von Dr. O. Russe, und in Deutschland und in der Schweiz bewirkten *Dr. A. Boitzy, Dr. H.U. Debrunner* und *Maurice Müller* die Annahme in den Jahren 1968–1970.

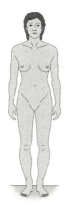

Abb. 1.1: Neutral-Null-Stellung

Die Neutral-Null-Methode (auch Null-Durchgangsmethode genannt, Debrunner 1972) stellt eine Möglichkeit dar, Gelenkbeweglichkeit zu dokumentieren. Ausgangspunkt einer jeden Messung ist die Neutral-Null-Stellung (☞ Abb. 1.1):
- aufrechter Stand, Blick nach vorne
- Handflächen zeigen in Richtung Oberschenkel
- Füße parallel und hüftbreit auseinander

Alle Messungen finden, wenn als Ausgangsstellung nichts anderes angegeben wird, in dieser Stellung statt.

Die Beweglichkeit eines Gelenks wird mit 3 Zahlen dokumentiert, die die beiden Endstellungen des Gelenks sowie die Nullstellung angeben.

Beispiele
- Knieextension/-flexion: 5-0-110. Die Testperson kann im Kniegelenk 5° extendieren und 110° flektieren.
- Knieextension/-flexion: 0-0-90. Die Testperson kann im Kniegelenk 0° extendieren und 90° flektieren.
- Knieextension/-flexion: 0-10-80. Die Testperson kann im Kniegelenk 80° flektieren, aber es fehlen 10° bis zum Erreichen der Nullstellung.

Eine weitere Verfeinerung der Dokumentierung stellt die SFTR-Dokumentierung dar.

1.2 SFTR-Dokumentierung

1.2.1 Grundlagen der SFTR-Dokumentierung

Mit der SFTR-Dokumentierung (Gerhardt, Russe 1975) können Messungen von Winkelgraden, die mittels Goniometer oder Inklinometer durchgeführt wurden, international einheitlich und eindeutig dokumentiert werden.

Die Bezeichnung SFTR steht für die drei Mess-Ebenen und für die Rotation (☞ Abb. 1.2):
- **S:** Sagittalebene
- **F:** Frontalebene
- **T:** Transversalebene
- **R:** Rotation (Rotation um die Längsachse einer Extremität oder eines Körperabschnitts, z. B. Wirbelsäule)

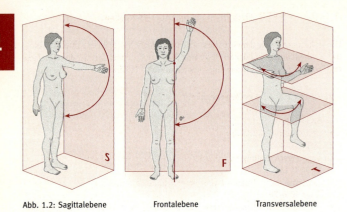

Abb. 1.2: Sagittalebene — Frontalebene — Transversalebene

Die Angaben erfolgen nach der oben beschriebenen Neutral-Null-Methode. Die Aufzeichnung wird nach dem Muster S: 30-0-140 geführt. Für das Schultergelenk würden diese Werte für eine Beweglichkeit von 30° Extension und 140° Flexion (Elevation) stehen.

Die Zahl vor der Null bezeichnet dabei die Bewegung vom Körper weg, d. h. folgende Bewegungen:
- Extension
- Abduktion
- Außenrotation

Die Zahl hinter der Null bezeichnet die Bewegung an den Körper heran, d. h.:
- Flexion
- Adduktion
- Innenrotation

Bei Rotationen oder Lateralflexion der Wirbelsäule bezeichnet die Zahl vor der Null die Bewegung nach links, die Zahl hinter der Null die Bewegung nach rechts. Beispielsweise bedeutet eine HWS-Rotation R: 40-0-60, dass die Testperson 40° nach links und 60° nach rechts rotieren kann.

Die SFTR-Dokumentierung gilt in sehr vielen Ländern – z. B. auch den USA – als alleiniger Standard und hat andere weniger eindeutige Schreibweisen ersetzt.

1.2.2 SFTR-Dokumentierung Schulter

Die Dokumentierung der Gelenkbeweglichkeit der Schulter kann mittels der Neutral-Null-Methode und der SFTR-Protokollierung durchgeführt werden. Geeignete Messinstrumente sind das Goniometer und das Inklinometer.

> **Normwerte bei freier Beweglichkeit**
> - Extension – Flexion
>   **S:** 50-0-170
> - Abduktion – Adduktion
>   **F:** 180-0-40
> - Transversale Extension (Abduktion) – Flexion (Adduktion)
>   **T:** 35-0-135
> - Außenrotation – Innenrotation bei 90° abduziertem Arm
>   **R$_{F90}$:** 90-0-70
> - Außenrotation – Innenrotation bei adduziertem Arm (Neutral-Null mit flektiertem Ellenbogen)
>   **R:** 45-0-60

1.2.3 SFTR-Dokumentierung Ellenbogen

Die Dokumentierung der Gelenkbeweglichkeit des Ellenbogens kann mittels der Neutral-Null-Methode und der SFTR-Protokollierung durchgeführt werden. Geeignete Messinstrumente sind das Goniometer und das Inklinometer.

> **Normwerte bei freier Beweglichkeit**
> - Extension – Flexion
>   **S:** 10-0-135
> - Supination – Pronation
>   **R:** 90-0-80

1.2.4 SFTR-Dokumentierung Hand

Die Dokumentierung der Gelenkbeweglichkeit der Hand kann mittels der Neutral-Null-Methode und der SFTR-Protokollierung durchgeführt werden.

Tipps und Fallen

Abweichend von der normalen Neutral-Null-Ausgangsstellung wird bei der SFTR-Dokumentierung der Handbeweglichkeit die Hand so eingestellt, dass der Handrücken nach vorne zeigt.

Geeignete Messinstrumente sind das Goniometer und das Inklinometer oder einfacher das Messgerät Pluri-Hand (Rippstein). Die Messung der Finger-, Mittel- und Endgelenke erfolgt mit einem speziellen Fingergoniometer, z. B. Pluri-Dig (Rippstein/Gerhard).

Normwerte bei freier Beweglichkeit
- Abduktion (Ulnarduktion) – Adduktion (Radialduktion)
  F: 35-0-30
- Extension – Flexion
  S: 60-0-60
- Supination – Pronation
  R: 90-0-80
- Fingergrundgelenke Extension – Flexion
  S: 20-0-90
- Prox. Interphalangealgelenke (PIP)
  S: 0-0-100
- Dist. Interphalangealgelenke (DIP)
  S: 20-0-90

1.2.5 SFTR-Dokumentierung Hüfte

Die Dokumentierung der Gelenkbeweglichkeit des Hüftgelenks kann mittels der Neutral-Null-Methode und der SFTR-Protokollierung durchgeführt werden. Geeignete Messinstrumente sind das Goniometer und das Inklinometer.

Normwerte bei freier Beweglichkeit
- Extension – Flexion
  S: 10-0-140
- Abduktion – Adduktion
  F: 45-0-30
- Abduktion aus 90° Hüftflexion
  T: 80-0-120, dokumentiert: T:$_{S90}$ 80-0-120
- Außenrotation – Innenrotation
  R: 35-0-45
- Außenrotation – Innenrotation mit 90° Hüftflexion
  R: 60-0-40, dokumentiert: R:$_{S90}$ 60-0-40

1.2.6 SFTR-Dokumentierung Knie

Die Dokumentierung der Gelenkbeweglichkeit des Kniegelenks kann mittels der Neutral-Null-Methode und der SFTR-Protokollierung durchgeführt werden. Geeignete Messinstrumente sind das Goniometer und das Inklinometer.

> **Normwerte bei freier Beweglichkeit**
> - Extension–Flexion
>   **S:** 10-0-150
> - Außenrotation–Innenrotation (nur bei ca. 90° Flexion im Kniegelenk möglich)
>   **R:** 40-0-30

1.2.7 SFTR-Dokumentierung Fuß

Die Dokumentierung der Gelenkbeweglichkeit des Fußes kann mittels der Neutral-Null-Methode und der SFTR-Protokollierung durchgeführt werden. Geeignete Messinstrumente sind das Goniometer und das Inklinometer.

> **Normwerte bei freier Beweglichkeit**
> - Dorsalextension–Plantarflexion (Articulatio talocruralis)
>   **S:** 30-0-50
>   Anmerkung: Es kommt zu einer Mitbewegung in den Chopart- und Lisfranc-Gelenklinien.
> - Inversion–Eversion mit Supination–Pronation (Kombinationsbewegung)
>   **R:** 25-0-55

Hierbei wird die Gesamtbeweglichkeit von unterem Sprunggelenk und Vorfußgelenken gemessen. Die objektive Messung der Einzelkomponenten ist zwar ebenfalls möglich, aber schwierig und erfordert Spezialmessgeräte.

1.2.8 SFTR-Dokumentierung Wirbelsäule

Die Dokumentation der Gelenkbeweglichkeit der Wirbelsäule kann mittels der SFTR-Protokollierung durchgeführt werden.
Geeignete Messinstrumente dabei sind das Inklinometer oder ein spezieller Helm-Aufsatz mit Inklinometern und Kompass

> **Normwerte bei freier Beweglichkeit**
> - HWS-Extension-Flexion
>   **S:** 45-0-65
> - HWS-Lateral-Flexion (links-rechts)
>   **F:** 55-0-55
> - HWS-Rotation: (links-rechts)
>   **R:** 80-0-80
> - BWS-Extension-Flexion
>   **S:** 0-20-60 d. h.: nur Flexion zwischen 20 und 60° möglich (Extension stark altersabhängig, bei Jugendlichen bis 10 Jahren sollte 0° erreicht werden)
> - LWS-Extension-Flexion
>   **S:** 30-0-40
> - BWS-LWS-Lateralflexion (links-rechts)
>   **F:** 40-0-40
> - BWS-LWS-Rotation: (links-rechts)
>   **R:** 45-0-45

1.3 Ausführungs- und Anwendungsgrundlagen

Die im Folgenden dargestellten Tests können nur dann einheitliche Ergebnisse liefern, wenn die Durchführung standardisiert ist. Daher werden in diesem Kapitel wichtige Grundlagen zur standardisierten Durchführung dargestellt. Die Hinweise basieren auf dem Wissen aus zahlreichen Studien.

Verwendung standardisierter Tests
Es ist sinnvoll, Tests zu verwenden, welche in der Literatur präzise beschrieben, validiert und auf ihre Reliabilität hin überprüft sind und somit eine einheitliche (standardisierte) Durchführung ermöglichen. Die Validität gibt an, ob ein Test tatsächlich das misst, was er vorgibt zu messen; die Reliabilität gibt an, wie hoch die Verlässlichkeit eines Tests bei wiederholter Durchführung ist. So kann sichergestellt werden, dass bei gleicher Ausführung vergleichbare Werte gemessen werden.

Wiederholung eines Tests
Gelenkmessungen sind immer auch von der Muskelspannung und der Mitwirkung der Testperson abhängig. Daher gilt, dass Tests immer 3-mal hintereinander ausgeführt werden und dann der Mittelwert notiert wird (Gerhardt, Rippstein 1992; Low et al. 1976; Rothstein et al. 1987; Zimmermann 2004).

Rundung der Messergebnisse
Eine Rundung der Messergebnisse auf 5° wird von einigen Autoren befürwortet und wird somit auch von uns empfohlen (Hepp, Debrunner 2004 empfehlen 2–5°; Gerhardt, Rippstein empfehlen 5°; Andersson, Cocchiarella [A.M.A.-Guides 4th Edition] empfehlen Rundung auf die nächsten 10°).
Dieses Vorgehen hat sich in der Praxis – insbesondere auch bei ärztlicher Begutachtung – bewährt und ist weitgehend etabliert. Somit wird ein Mittelwert aus 3 Messungen mit 41°, 44° und 45° z. B. mit 45° dokumentiert.

Testbedingungen
Bei einer Gelenkmessung muss immer dokumentiert werden, ob die Bewegung aktiv oder passiv durchgeführt wurde, da diese beiden Werte sich bei vielen Gelenken unterscheiden.
Die aktive Beweglichkeit ist meist geringer als die passive (Günal et al. 1996). Die aktive Gelenkbeweglichkeit ist Ausdruck des Willens und der Fähigkeit einer Testperson, bestimmte Körperteile zu bewegen (Norkin, White 2003). Die passive Gelenkbeweglichkeit gibt Auskunft über die kapsulo-ligamentären Strukturen eines Gelenks (Grünal et al. 1996).
Dokumentiert werden muss auch die Ausgangsstellung, in der gemessen worden ist. Studien haben gezeigt, dass bei Messungen in verschiedenen Ausgangsstellungen z. T. erhebliche Unterschiede auftreten können (Sabari et al. 1989).
Darüber hinaus sollen besondere auf die Testperson bezogene Faktoren dokumentiert werden, wie starke Müdigkeit, starke Schmerzen oder starke innere Anspan-

nung der Testperson. All diese Faktoren können Einfluss auf das Ergebnis der Messung haben.

Mögliche Ausweichbewegungen
Testpersonen neigen dazu, die Bewegungen entsprechend ihrer Bewegungsgewohnheiten oder Schmerzen unbewusst zu modifizieren. Somit ist nicht nur ein standardisiertes eigenes Vorgehen des Untersuchers, sondern auch eine ständige Beobachtung der Testperson auf mögliche Ausweichbewegungen sinnvoll. Beispielsweise kann eine mangelnde Hüftbeweglichkeit auch durch eine Kompensationsbewegung der Lendenwirbelsäule ausgeglichen werden, die das Messergebnis im Zielgebiet verfälscht.

Prüfung der Standardisierung
Prüfen Sie in regelmäßigen Abständen, ob Kollegen aus der Praxis oder Klinik bei derselben Testperson tatsächlich auch die annähernd gleichen Messergebnisse erzielen (Prüfung der Interrater-Reliabilität). Wenn Sie hier größere Differenzen feststellen, sollten Sie unbedingt mit den Kollegen besprechen, was diese bei der Ausführung anders machen (Norkin, White 2003).

 Tipps und Fallen

Messfehler entstehen durch:
- unexakte Platzierung und Ausrichtung des Messgeräts
- fehlende Standardisierung der Messung
- Ausweichbewegungen
- Verwendung von Tests mit niedriger Reliabilität.

Zusammenfassung
- Die Dokumentierung von Winkelmaßen erfolgt mit Gradangaben.
- Die Dokumentierung erfolgt nach den Grundlagen der *SFTR-Dokumentierung* (erweiterte Neutral-Null-Durchgangsmethode).
- Zu unterscheiden sind dabei die *aktive und passive Beweglichkeit*. Wenn hierzu keine Angabe erfolgt, ist immer die aktive Beweglichkeit gemeint.
- Alle Angaben sind auf 5° zu runden.
- Es werden *3 Wiederholungen* durchgeführt.
- Die Dokumentierung von Längen-, Umfang- und sonstigen Maßen an Rumpf und Extremitäten erfolgt mit Angabe des metrischen Maßes.

Beispiele:
- Beugekontraktur Kniegelenk rechts: Knie re S: 0-30-120
- Adduktionskontraktur Schulter links: Schulter li F: 30-0-85

2.1	Aufbau der ICF	13
2.2	Vorgehensweise bei einer Klassifizierung	16
2.3	Wichtige Codes zur ICF-Klassifizierung bei Patienten mit Schädigung der Gelenkfunktion	17
2.3.1	Obere Extremität	18
2.3.2	Untere Extremität	20
2.3.3	Rumpf und Wirbelsäule	22

2

Einführung in die ICF (WHO 2001) und ihre Anwendung bei Gelenkfunktionsstörungen

Was ist die ICF?

Die Internationale Klassifizierung der Funktionsfähigkeit, Behinderung und Gesundheit (ICF) der Weltgesundheitsorganisation (WHO) dient als länder- und fachübergreifende einheitliche Sprache zur Beschreibung des funktionellen Gesundheitszustandes. Sie ist nicht nur auf Symptome und Defizite fixiert, sondern versucht, die Person mit ihrer Erkrankung in ihrer Umwelt und unter ihren psychosozialen Einflüssen zu sehen. Sie basiert auf der Vorgängerversion der ICF, der ICIDH-2 beta2.

Die ICF ist zusammen mit der ICD10, die zur Klassifizierung von Krankheitsbildern dient, ein Instrument der WHO, welches dazu dient, Gesundheitszustand, Krankheiten und Funktionsbehinderungen international vergleichbar zu machen. Die Klassifizierungen durch Buchstaben- und Zahlencodes sind sprachenunabhängig und leicht über Computersysteme zu verarbeiten.

Erfasst werden in der ICF Körperfunktionen, Körperstrukturen, Aktivität und Partizipation sowie behindernde und fördernde Faktoren der Umwelt einer Person. Die ICF verlangt somit im Gegensatz zur ansonsten in unserem Gesundheitssystem weit verbreiteten rein lokalen Blickrichtung eine wirklich ganzheitliche Beurteilung einer Person.

Die englischsprachige Originalausgabe wurde 2001 von der Weltgesundheitsorganisation als „International Classification of Functioning, Disability and Health" © WHO 2001 veröffentlicht.

Weitere Informationen zur der ICF sind über das Internet zu finden unter:
- http://www3.who.int/icf (ICF-Seiten der WHO)
- http://www.dimdi.de/static/de/klassi/ICF (deutschsprachige ICF-Seite bei DIMDI)

Die offizielle deutsche Übersetzung der ICF wurde durch einen Arbeitskreis aus ehrenamtlichen Mitarbeitern aus Deutschland, Österreich und der Schweiz erstellt. Die Rechte an der deutschen Fassung des Arbeitskreises wurden auf die Bundesrepublik Deutschland – vertreten durch DIMDI – übertragen. Alle Rechte für Nachdrucke, auch auszugsweise, liegen ausschließlich bei der WHO.

Warum ICF in diesem Buch?

Die ICF kann die Winkelmessung nicht ersetzen, wird aber zunehmend als Beurteilungsinstrument von den Sozialversicherungsträgern gefordert. Somit muss sich jeder Beschäftigte im Gesundheitswesen mittelfristig mit der ICF befassen.

Die ICF fordert beispielsweise eine bis auf 5 % *exakte Einstufung* des Patienten bei der Beurteilung von Schädigungen der Körperfunktionen wie der Gelenkbeweglichkeit. Soll festgelegt werden, ob die Schädigung der Gelenkbeweglichkeit leicht ausgeprägt (5–24 %), mäßig ausgeprägt (25–50 %) oder erheblich ausgeprägt (51–95 %) ist, bedarf es bereits der *Kenntnisse von Normwerten*, die in diesem Buch aufgeführt sind.

Wenn also ein Patient im Schultergelenk (Normwerte in Klammern) eine Elevation von 80° (170°) und eine Außenrotation aus Neutral-Null-Stellung von 20° (45°) aufweist, stellt dies bereits eine erheblich ausgeprägte Schädigung im Sinne der ICF dar, da jeweils > 50 % der Normbeweglichkeit fehlen. Eine Klassifizierung nach der ICF ist somit ohne Kenntnisse der normalen Funktionen und Bewegungsausmaße nicht möglich. Die exakte Kenntnis von Normbeweglichkeiten und geeigneten Funktionstests ist damit die Basis für eine qualifizierte ICF-Klassifizierung. Während die exakte Messung von Winkel, Länge und Umfang eine sehr differenzierte Beurteilung eines kleinen Teils einer Person ermöglicht, dient die Klassifizierung nach ICF mit ihren relativ groben Beurteilungsmerkmalen einer ganzheitlichen Beurteilung einer Person. Beide Bewertungssysteme werden daher zukünftig im Bereich der muskuloskelettalen Störungen ihre Bedeutung haben und in enger Beziehung zueinander stehen.

2.1 Aufbau der ICF

Die ICF ist hierarchisch aufgebaut und gliedert sich in zwei Teile (☞ Abb. 1.4):
- Teil 1 umfasst *Funktionsfähigkeit* und *Behinderung*. Er ist wiederum unterteilt in Körperfunktionen, Körperstrukturen und in Aktivität/Partizipation.
- Teil 2 umfasst die *Kontextfaktoren*, die in Umweltfaktoren und Personenbezogene Faktoren unterteilt werden.

Die Codes für die Körperfunktionen beginnen mit dem Buchstaben „b", die für die Körperstrukturen mit dem Buchstaben „s", die für die Aktivität/Partizipation mit dem Buchstaben „d" und die für die Kontextfaktoren mit dem Buchstaben „e". Der Buchstabe „x" in den folgenden Erläuterungen steht jeweils als Platzhalter für eine einzelne Ziffer eines Codes.

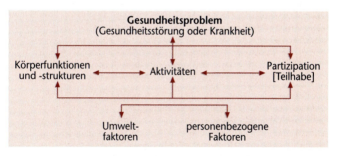

Abb. 2.1: Wechselwirkungen zwischen den Komponenten der ICF, aus: ICF Final Draft dt. Fassung Oktober 2004 DIMDI

Teil 1
- Die *Körperfunktionen* (bxxx) umfassen die physiologischen Funktionen von Körpersystemen einschließlich psychologischer Funktionen.
- *Körperstrukturen* (sxxx) sind anatomische Teile des Körpers wie Organe, Gliedmaßen und ihre Bestandteile.

- Aktivität/Partizipation (dxxx)
  - *Aktivität* bezeichnet die durch Menschen durchgeführte Aufgabe oder Handlung (Aktion). *Beeinträchtigung der Aktivität* benennt die Schwierigkeiten, die ein Mensch haben kann, um diese Aktivität durchzuführen.
  - *Partizipation* (Teilhabe) heißt, in eine Lebenssituation mit einbezogen zu sein. *Beeinträchtigung der Partizipation* ist ein Problem, das ein Mensch im Hinblick auf seine Anteilnahme/Beteiligung an seinem persönlichen kulturellen und sozialen Umfeld erleben kann.

Teil 2
Die *Kontextfaktoren* (exxx) stellen den Lebenshintergrund eines Menschen dar. Wenn dieser ein Gesundheitsproblem aufweist, können die Kontextfaktoren das Gesundheitsproblem beeinflussen.
- *Umweltfaktoren* sind die sozialen, materiellen und einstellungsbezogenen Umweltbedingungen, in denen Menschen leben und ihr Leben gestalten. Sie wirken als Barriere und/oder Förderfaktoren und werden so entsprechend klassifiziert.
- *Personenbezogene Faktoren* umfassen die Lebensführung eines Menschen und seine Gegebenheiten, z. B. Geschlecht, Alter, Fitness, Lebensstil und Gewohnheiten, Erziehung, Ausbildung und psychisches Leistungsvermögen. Diese werden in der ICF jedoch nicht klassifiziert.

Auszüge aus den Listen der ICF-Codes finden sich weiter unten in diesem Kapitel.

Klassifizierung der Beeinträchtigung/Schädigung
Zusätzlich wird bei der Klassifizierung das Ausmaß bzw. die Größe der Beeinträchtigung/Schädigung nach folgendem Schema bestimmt:
- **Körperfunktionen**
  Beurteilungsmerkmal: Schädigung der Körperfunktion

xxx.0	nicht vorhanden (ohne, kein, unerheblich ...)	0–4 %
xxx.1	leicht ausgeprägt (schwach, gering ...)	5–24 %
xxx.2	mäßig ausgeprägt (mittel, ziemlich ...)	25–49 %
xxx.3	erheblich ausgeprägt (hoch, äußerst ...)	50–95 %
xxx.4	voll ausgeprägt (komplett, total ...)	96–100 %
xxx.8	nicht spezifiziert	
xxx.9	nicht anwendbar	

- **Körperstrukturen**
  Erstes Beurteilungsmerkmal: Ausmaß oder Größe der Schädigung der Körperstruktur

xxx.0	nicht vorhanden (ohne, kein, unerheblich ...)	0–4 %
xxx.1	leicht ausgeprägt (schwach, gering ...)	5–24 %
xxx.2	mäßig ausgeprägt (mittel, ziemlich ...)	25–49 %
xxx.3	erheblich ausgeprägt (hoch, äußerst ...)	50–95 %
xxx.4	voll ausgeprägt (komplett, total ...)	96–100 %
xxx.8	nicht spezifiziert	
xxx.9	nicht anwendbar	

Darüber hinaus können dokumentiert werden:
- Zweites Beurteilungsmerkmal (zweite Stelle nach dem Punkt): Art der Veränderung in der entsprechenden Körperstruktur
- Drittes Beurteilungsmerkmal (dritte Stelle nach dem Punkt): Dokumentation der Lokalisation

- **Aktivität/Partizipation**

Erstes Beurteilungsmerkmal (erste Stelle hinter dem Punkt): Leistung

xxx.0	nicht vorhanden (ohne, kein, unerheblich ...)	0–4 %
xxx.1	leicht ausgeprägt (schwach, gering ...)	5–24 %
xxx.2	mäßig ausgeprägt (mittel, ziemlich ...)	25–49 %
xxx.4	voll ausgeprägt (komplett, total ...)	96–100 %
xxx.8	nicht spezifiziert	
xxx.9	nicht anwendbar	

Zweites Beurteilungsmerkmal (zweite Stelle hinter dem Punkt): Leistungsfähigkeit

xxx.x0	nicht vorhanden (ohne, kein, unerheblich ...)	0–4 %
xxx.x1	leicht ausgeprägt (schwach, gering ...)	5–24 %
xxx.x2	mäßig ausgeprägt (mittel, ziemlich ...)	25–49 %
xxx.x3	erheblich ausgeprägt (hoch, äußerst ...)	50–95 %
xxx.x4	voll ausgeprägt (komplett, tota l ...)	96–100 %
xxx.x8	nicht spezifiziert	
xxx.x9	nicht anwendbar	

- **Umweltfaktoren**

Beurteilungsmerkmal: Barriere

xxx.0	nicht vorhanden (ohne, kein, unerheblich ...)	0–4 %
xxx.1	leicht ausgeprägt (schwach, gering ...)	5–24 %
xxx.2	mäßig ausgeprägt (mittel, ziemlich ...)	25–49 %
xxx.3	erheblich ausgeprägt (hoch, äußerst ...)	50–95 %
xxx.4	voll ausgeprägt (komplett, total ...)	96–100 %
xxx.8	nicht spezifiziert	
xxx.9	nicht anwendbar	

und/oder

Beurteilungsmerkmal: Förderfaktor

xxx.+0	nicht vorhanden (ohne, kein, unerheblich ...)	0–4 %
xxx.+1	leicht ausgeprägt (schwach, gering ...)	5–24 %
xxx.+2	mäßig ausgeprägt (mittel, ziemlich ...)	25–49 %
xxx.+3	erheblich ausgeprägt (hoch, äußerst ...)	50–95 %
xxx.+4	voll ausgeprägt (komplett, total ...)	96–100 %
xxx.+8	nicht spezifiziert	
xxx.+9	nicht anwendbar	

2.2 Vorgehensweise bei einer Klassifizierung

Sozialversicherungsträger und/oder Arzt/Therapeut legen zunächst fest, welche ICF-Codes zur Klassifizierung verwendet werden. Hierzu kann in Abhängigkeit vom Krankheitsbild des Patienten zunehmend auf bereits vorhandene Core-Sets (von Experten empfohlene und in Studien geprüfte Auswahl von ICF-Codes) zurückgegriffen werden (s. J Rehabil Med Suppl 44, 2004; Disability and Rehabilitation 27(7/8), 2005).

Für folgende Krankheitsbilder aus dem Bereich des Bewegungsapparats kann bereits auf Core-Sets zurückgegriffen werden:
- chronische Schmerzen
- lumbale Rückenschmerzen
- Osteoporose
- Arthrose
- Rheumatoide Arthritis

Core-Sets sind generell sehr gut dazu geeignet, größere Gruppen von Patienten auch länderübergreifend und innerhalb von Studien standardisiert zu vergleichen. Ob sie hingegen für den einzelnen Patienten in der täglichen Praxis die optimale Auswahl an Codes liefern, muss jeweils der untersuchende Arzt/Therapeut entscheiden. Er entscheidet darüber, ob für den jeweiligen Patient Codes ergänzt werden müssen oder irrelevant sind.

Im folgenden Beispiel wird eine kurze, auf den Patienten bezogene Auswahl von Codes und die individuelle Bewertung des Arztes/Therapeuten exemplarisch dargestellt. Der Arzt/Therapeut hat dabei die Auswahl individuell nach dem einzelnen Patient vorgenommen. Sie stellt somit *keine generelle Empfehlung* für das Krankheitsbild einer traumatisierten Schulter dar.

Beispiel
Ein Patient hat sich an der Schulter verletzt und seine funktionelle Gesundheit wird anhand des ICF-Modells beschrieben. Der Arzt/Therapeut hat folgende ICF-Codes zur Klassifizierung individuell ausgewählt:
- Klassifizierung der Körperfunktion:
  b710   Funktionen der Gelenkbeweglichkeit
- Klassifizierung der Körperstruktur:
  s720   Struktur der Schulterregion
- Klassifizierung von Aktivität/Partizipation:
  d445   Hand- und Armgebrauch
  d475   Ein Fahrzeug führen
  d510   Sich waschen
  d640   Hausarbeiten erledigen
- Klassifizierung Umweltfaktoren:
  e310   Engster Familienkreis
  e320   Freundeskreis

Der Arzt/Therapeut führt anschließend die Bewertung selbst durch, indem den zuvor ausgewählten Codes Ausmaß oder Größe der Beeinträchtigung/Schädigung zugeordnet werden:
- Klassifizierung der Körperfunktion:
  b710.2 Die Schädigung der Gelenkbeweglichkeit ist mäßig (um 25–49 %) ausgeprägt.
- Klassifizierung der Körperstruktur:
  s720.1 Die Schädigung der Körperstruktur Schulterregion ist leicht (um 5–24 %) ausgeprägt.
- Klassifizierung von Aktivität/Partizipation:
  d445.1 Der Hand-Armgebrauch ist leicht (um 5–24 %) beeinträchtigt.
  d475.4 Der Patient kann kein Fahrzeug führen.
  d510.1 Der Patient ist beim Waschen leicht beeinträchtigt.
  d640.3 Die Beeinträchtigung beim Erledigen von Hausarbeiten ist erheblich ausgeprägt.
- Klassifizierung Umweltfaktoren:
  e310.4 Sein engster Familienkreis ist eine 100 %-ige Unterstützung.
  e320.9 Der Freundeskreis des Patienten ist nicht vorhanden (nicht anwendbar).

Der Arzt/Therapeut dokumentiert die Ergebnisse seiner Klassifizierung beispielsweise auf einem ICF-Dokumentationsbogen oder in einem geeigneten Computerprogramm. Er kann die entsprechend ausgewählten Codes zu einem späteren Zeitpunkt, z. B. nach einer ärztlichen oder therapeutischen Intervention, neu klassifizieren und damit Veränderungen dokumentieren.

Weiterführende Literaturquellen und Internetressourcen finden sich unter http://www.physio-test.de/ICF.

2.3 Wichtige Codes zur ICF-Klassifizierung bei Patienten mit Schädigung der Gelenkfunktion

Für die Klassifizierung von Patienten mit Gelenkfunktions- und Bewegungsstörungen im Bereich der Extremitäten und Rumpf/Wirbelsäule werden die im Folgenden genannten ICF-Codes aufgrund ihrer klinischen Relevanz häufig verwendet (Auswahl des Autors, weitere möglich). Die Auswahl für den jeweiligen Körperabschnitt stellt dabei *kein Core-Set* dar. Core-Sets für bestimmte Körperabschnitte, wie hier dargestellt, gibt es bislang nicht.

Die vollständigen Listen der ICF-Codes in deutscher Sprache findet man unter http://www.dimdi.de/static/de/klassi/ICF.

Hinweise: Da sich Funktionen wie Schmerz und Beweglichkeit u.a. auf mehrere Körperabschnitte beziehen können, weisen die Texterläuterungen der ICF häufig auch Hinweise zu anderen Körperabschnitten auf. Diese Erläuterungen z. B. bei b715

„... Dislokation der Schulter und Hüfte" werden der Vollständigkeit halber bei allen Körperabschnitten genannt.
Die hier abgedruckten Beschreibungen und Erläuterungen der einzelnen ICF-Codes sind unveränderte Auszüge aus der deutschsprachigen Version der ICF („Final Draft", Stand: Oktober 2004). Der Abdruck erfolgt mit freundlicher Genehmigung der WHO.

2.3.1 Obere Extremität

Körperfunktionen

b280 Schmerz
Empfinden eines unangenehmen Gefühls, das mögliche oder tatsächliche Schäden einer Körperstruktur anzeigt
Inkl.: Allgemeiner oder umschriebener Schmerz in einem oder mehreren Körperteilen, Schmerz in einem Dermatom, stechender, brennender, dumpfer, quälender Schmerz; Muskelschmerz (Myalgie), aufgehobene Schmerzempfindung (Analgesie), gesteigerte Schmerzempfindung (Hyperalgesie)

b28010 Kopf- und Nackenschmerz

b28014 Schmerz in den oberen Gliedmaßen
Empfinden eines unangenehmen Gefühls, das mögliche oder tatsächliche Schäden einer Körperstruktur anzeigt, in einem oder beiden oberen Gliedmaßen, einschließlich der Hände

b28016 Gelenkschmerz
Empfinden eines unangenehmen Gefühls, das mögliche oder tatsächliche Schäden einer Körperstruktur anzeigt, in einem oder mehreren Gelenken einschließlich kleiner und großer
Inkl.: Hüftschmerz; Schulterschmerz

b710 Funktion der Gelenkbeweglichkeit
Funktionen, die den Bewegungsumfang und die Leichtigkeit des Bewegungsablaufes betreffen

b715 Funktionen der Gelenkstabilität
Funktionen, die die Aufrechterhaltung der strukturellen Integrität der Gelenke betreffen
Inkl.: Funktionen der Stabilität eines einzelnen Gelenks, mehrerer Gelenke und aller Gelenke; Funktionsstörungen wie Schulterinstabilität, Gelenkdislokation, Dislokation der Schulter und Hüfte

b720 Funktionen der Beweglichkeit der Knochen
Funktionen, die den Bewegungsumfang und die Leichtigkeit der Bewegung des Schulterblatts, Beckens sowie der Handwurzel- und Fußwurzelknochen betreffen
Inkl.: Funktionsstörungen wie Schultersteife, Beckensteife

b7200 Beweglichkeit des Schulterblattes
Inkl.: Funktionsstörungen Protraktion, Retrotraktion, Außen- und Innenrotation des Schulterblattes

b7202 Beweglichkeit der Handwurzel

b730	Funktionen der Muskelkraft
	Funktionen, die im Zusammenhang mit der Kontraktionskraft eines Muskels oder von Muskelgruppen stehen
b780	Mit den Funktionen der Muskeln und der Bewegung im Zusammenhang stehende Empfindungen
	Empfindungen, die mit den Muskeln oder Muskelgruppen des Körpers und ihren Bewegungen verbunden sind
	Inkl.: Empfindungen von Muskelsteifigkeit und Muskelverspannung, von Muskelkrämpfen oder von Muskelanspannung und Schweregefühl der Muskeln

Körperstrukturen

s730	Struktur der oberen Extremitäten
s7300	Struktur des Oberarms
s73000	Knochen des Oberarms
s73001	Ellenbogengelenk
s73002	Muskeln des Oberarms
s73003	Bänder und Faszien des Oberarms
s7301	Struktur des Unterarms
s73010	Knochen des Unterarms
s73011	Handgelenk
s73012	Muskeln des Unterarms
s73013	Bänder und Faszien des Unterarms
s73018	Struktur des Unterarms, anders bezeichnet
s73019	Struktur des Unterarms, nicht näher bezeichnet
s7302	Struktur der Hand
s73020	Knochen der Hand
s73021	Gelenke der Hand und der Finger
s73022	Muskeln der Hand
s73023	Bänder und Faszien der Hand
s73028	Strukturen der Hand, anders bezeichnet
s73029	Strukturen der Hand, nicht näher bezeichnet
s7308	Struktur der oberen Extremitäten, anders bezeichnet
s7309	Struktur der oberen Extremitäten, nicht näher bezeichnet

Aktivitäten/Partizipation

d430	Gegenstände anheben und tragen
d4300	Anheben
d4301	Mit den Händen tragen
d4302	Mit den Armen tragen
d4305	Gegenstände absetzen
d440	Feinmotorischer Handgebrauch
d445	Hand- und Armgebrauch
	Koordinierte Handlungen auszuführen, die erforderlich sind, Gegenstände mit Händen und Armen zu bewegen oder zu handhaben, wie beim Drehen eines Türgriffs oder dem Werfen oder Fangen eines Gegenstands
	Inkl.: Gegenstände ziehen oder schieben; nach etwas langen; Hände oder Arme drehen oder verdrehen; werfen; fangen

d475	Ein Fahrzeug fahren
d510	Sich waschen
d5102	Sich abtrocknen
d520	Seine Körperteile pflegen
d5202	Das Haar pflegen
	Sich um sein Kopf- und Gesichtshaar kümmern, wie kämmen, frisieren, rasieren oder schneiden
d540	Sich kleiden
d5400	Kleidung anziehen
d550	Essen
	Nahrungsmittel in Stücke zu schneiden oder zu brechen, Flaschen und Dosen zu öffnen, Essbesteck zu benutzen
d560	Trinken
	Ein Gefäß mit einem Getränk in die Hand zu nehmen, es zum Mund zu führen
d620	Waren, Dienstleistungen des tägl. Bedarfs beschaffen
d630	Mahlzeiten vorbereiten
d640	Hausarbeiten erledigen
d6400	Kleidung und Wäsche waschen und trocknen
	Kleidung und Wäsche mit der Hand zu waschen und zum Trocknen an der Luft aufhängen

2.3.2 Untere Extremität

Körperfunktionen

b280	Schmerz
	Empfinden eines unangenehmen Gefühls, das mögliche oder tatsächliche Schäden einer Körperstruktur anzeigt
	Inkl.: Allgemeiner oder umschriebener Schmerz in einem oder mehreren Körperteilen, Schmerz in einem Dermatom, stechender, brennender, dumpfer, quälender Schmerz; Muskelschmerz (Myalgie), aufgehobene Schmerzempfindung (Analgesie), gesteigerte Schmerzempfindung (Hyperalgesie)
b28013	Rückenschmerz
b28015	Schmerz in den unteren Gliedmaßen
	Empfinden eines unangenehmen Gefühls, das mögliche oder tatsächliche Schäden einer Körperstruktur anzeigt, in einem oder beiden unteren Gliedmaßen
b28016	Gelenkschmerz
	Empfinden eines unangenehmen Gefühls, das mögliche oder tatsächliche Schäden einer Körperstruktur anzeigt, in einem oder mehreren Gelenken einschließlich kleiner und großer
	Inkl.: Hüftschmerz; Schulterschmerz
b710	Funktion der Gelenkbeweglichkeit
	Funktionen, die den Bewegungsumfang und die Leichtigkeit des Bewegungsablaufes betreffen

b715	Funktionen der Gelenkstabilität
	Funktionen, die die Aufrechterhaltung der strukturellen Integrität der Gelenke betreffen
	Inkl.: Funktionen der Stabilität eines einzelnen Gelenks, mehrerer Gelenke und aller Gelenke; Funktionsstörungen wie Schulterinstabilität, Gelenkdislokation, Dislokation der Schulter und Hüfte
b720	Funktionen der Beweglichkeit der Knochen
	Funktionen, die den Bewegungsumfang und die Leichtigkeit der Bewegung des Schulterblatts, Beckens sowie der Handwurzel- und Fußwurzelknochen betreffen
	Inkl.: Funktionsstörungen wie Schultersteife, Beckensteife
b7201	Beweglichkeit des Beckens
b7203	Beweglichkeit der Fußwurzel
b730	Funktionen der Muskelkraft
	Funktionen, die im Zusammenhang mit der Kontraktionskraft eines Muskels oder von Muskelgruppen stehen
b780	Mit den Funktionen der Muskeln und der Bewegung im Zusammenhang stehende Empfindungen
	Empfindungen, die mit den Muskeln oder Muskelgruppen des Körpers und ihren Bewegungen verbunden sind
	Inkl.: Empfindungen von Muskelsteifigkeit und Muskelverspannung, von Muskelkrämpfen oder von Muskelanspannung und Schweregefühl der Muskeln

Körperstrukturen

s750	Struktur der unteren Extremitäten
s7500	Struktur des Oberschenkels
s75000	Knochen des Oberschenkels
s75001	Hüftgelenk
s75002	Muskeln des Oberschenkels
s75003	Bänder und Faszien des Oberschenkels
s7501x	Struktur des Unterschenkels
s75010	Knochen des Unterschenkels
s75011	Kniegelenk
s75012	Muskeln des Unterschenkels
s75013	Bänder und Faszien des Unterschenkels
s75018	Struktur des Unterschenkels, anders bezeichnet
s75019	Struktur des Unterschenkels, nicht näher bezeichnet
s7502	Struktur der Knöchelregion und des Fußes
s75020	Knochen der Knöchelregion und des Fußes
s75021	Sprunggelenk und Gelenke des Fußes und der Zehen
s75022	Muskeln der Knöchelregion und des Fußes
s75023	Bänder und Faszien der Knöchelregion und des Fußes
s75028	Strukturen der Knöchelregion und des Fußes, anders bezeichnet
s75029	Strukturen der Knöchelregion und des Fußes, nicht näher bezeichnet
s7508	Struktur der unteren Extremitäten, anders bezeichnet
s7509	Struktur der unteren Extremitäten, nicht näher bezeichnet

Aktivitäten/Partizipation

d410	Eine elementare Körperposition wechseln
	In eine und aus einer Körperposition zu gelangen und sich von einem Ort zu einem anderen zu bewegen, wie von einem Stuhl aufstehen, um sich in ein Bett zu legen, in eine und aus einer knienden oder hockenden Position gelangen
	Inkl.: Seine Körperposition aus einer liegenden, knienden oder hockenden, sitzenden oder stehenden Position ändern, sich beugen und seinen Körperschwerpunkt verlagern
d4101	Hocken
d4102	Knien
d435	Gegenstände mit den unteren Extremitäten bewegen
	Koordinierte Handlungen mit dem Ziel auszuführen, einen Gegenstand mit Beinen und Füßen in Bewegung zu versetzen, wie einem Ball einen Tritt versetzen oder Pedale eines Fahrrades treten
	Inkl.: Mit den unteren Extremitäten stoßen; treten
d450	Gehen
	Sich zu Fuß auf einer Oberfläche Schritt für Schritt so fortzubewegen, dass stets wenigstens ein Fuß den Boden berührt, wie beim Spazieren, Schlendern, Vorwärts-, Rückwärts- oder Seitwärtsgehen
	Inkl.: Kurze oder weite Entfernungen gehen; auf unterschiedlichen Oberflächen gehen; Hindernisse umgehen
d455	Sich auf andere Weise fortbewegen
	Sich auf andere Weise als gehend von einem Ort zu einem anderen fortzubewegen, wie über einen Fels klettern oder eine Straße entlang rennen, springen, spurten, hüpfen, einen Purzelbaum schlagen oder um Hindernisse rennen
	Inkl.: Krabbeln/robben, klettern/steigen, rennen, joggen, springen und schwimmen
d510	Sich waschen
d520	Seine Körperteile pflegen
d540	Sich kleiden
d620	Waren, Dienstleistungen des tägl. Bedarfs beschaffen

2.3.3 Rumpf und Wirbelsäule

Körperfunktionen

b240	Mit den Hör- und vestibulären Funktionen verbundene Empfindungen
	Schwindelgefühl, Gefühl des Fallens, Ohrgeräusche (Tinnitus) und Schwindel (Vertigo)
	Inkl.: Ohrenklingeln, Reizgefühl im Ohr, Druck im Ohr, Übelkeit in Verbindung mit Schwindelgefühl oder Schwindel
b2400	Ohrgeräusche oder Tinnitus
b2401	Schwindelgefühl

b280	Schmerz
	Empfinden eines unangenehmen Gefühls, das mögliche oder tatsächliche Schäden einer Körperstruktur anzeigt
	Inkl.: Allgemeiner oder umschriebener Schmerz in einem oder mehreren Körperteilen, Schmerz in einem Dermatom, stechender, brennender, dumpfer, quälender Schmerz; Muskelschmerz (Myalgie), aufgehobene Schmerzempfindung (Analgesie), gesteigerte Schmerzempfindung (Hyperalgesie)
b28010	Kopf- und Nackenschmerz
b28011	Brustschmerz
b28012	Magen- oder Bauchschmerz
b28013	Rückenschmerz
b28014	Schmerz in den oberen Gliedmaßen
b28015	Schmerz in den unteren Gliedmaßen
b2803	In ein Dermatom ausstrahlender Schmerz
b2804	In ein Hautsegment oder Hautareal ausstrahlender Schmerz
b4101	Herzrhythmus
b440	Atemfunktion
b4402	Atemtiefe
b445	Funktionen der Atemmuskulatur
	Funktionen, die die an der Atmung beteiligten Muskeln betreffen
	Inkl.: Funktionen der thorakalen Atemmuskeln; Funktionen des Zwerchfells und Funktionen der Atemhilfsmuskulatur
b710	Funktion der Gelenkbeweglichkeit
	Funktionen, die den Bewegungsumfang und die Leichtigkeit des Bewegungsablaufes betreffen
b715	Funktionen der Gelenkstabilität
b7201	Beweglichkeit des Beckens
	Funktionen, die den Bewegungsumfang und die Leichtigkeit der Bewegung des Beckens betreffen
	Inkl.: Einschließlich: Beckenrotation
b7305	Kraft der Rumpfmuskeln
b7355	Tonus der Muskeln des Rumpfes
b7800	Mit den Funktionen der Muskeln und der Bewegung im Zusammenhang stehende Empfindungen
	Empfindungen, die mit den Muskeln oder Muskelgruppen des Körpers und ihren Bewegungen verbunden sind
	Inkl.: Empfindungen von Muskelsteifigkeit und Muskelverspannung, von Muskelkrämpfen oder von Muskelanspannung und Schweregefühl der Muskeln

Körperstrukturen

s120	Struktur des Rückenmarks und mit ihr im Zusammenhang stehenden Strukturen
s1200	Struktur des Rückenmarks
s12000	Struktur des Halsmarks (Zervikalmark)
s12001	Struktur des Brustmarks (Thorakalmark)

s12002	Struktur des Lenden- und Kreuzmarks (Lumbosakralmark)
s12003	Kaudafasern (Cauda equina)
s1201	Spinalnerven
s140	Struktur des sympathischen Nervensystems
s150	Struktur des parasympathischen Nervensystems
s430	Struktur des Atmungssystems
s4302	Brustkorb
s4303	Atemmuskulatur
s43030	Interkostalmuskulatur
s43031	Zwerchfell
s710	Struktur der Kopf und Halsregion
s7103	Gelenke des Kopfes und der Halsregion
s7104	Muskeln des Kopfes und der Halsregion
s7105	Bänder und Faszien des Kopfes und der Halsregion
s740	Struktur der Beckenregion
s7401	Gelenke der Beckenregion
s7402	Muskeln der Beckenregion
s7403	Bänder und Faszien der Beckenregion
s760	Struktur des Rumpfes
s7600	Struktur der Wirbelsäule
s76000	Halswirbelsäule
s76001	Brustwirbelsäule
s76002	Lendenwirbelsäule
s76003	Kreuzbein
s76004	Steißbein
s7601	Muskeln des Rumpfes
s7602	Bänder und Faszien des Rumpfes

Aktivitäten/Partizipation

d410	Eine elementare Körperposition wechseln
	In eine und aus einer Körperposition zu gelangen und sich von einem Ort zu einem anderen zu bewegen, wie von einem Stuhl aufstehen, um sich in ein Bett zu legen, in eine und aus einer knienden oder hockenden Position gelangen
	Inkl.: Seine Körperposition aus einer liegenden, knienden oder hockenden, sitzenden oder stehenden Position ändern, sich beugen und seinen Körperschwerpunkt verlagern
d4100	Sich hinlegen
d4104	Stehen
d4105	Sich beugen
d415	In einer Körperposition bleiben
d430	Gegenstände anheben und tragen
d4300	Anheben
d450	Gehen
	Sich zu Fuß auf einer Oberfläche Schritt für Schritt so fortzubewegen, dass stets wenigstens ein Fuß den Boden berührt, wie beim Spazieren, Schlendern, Vorwärts-, Rückwärts- oder Seitwärtsgehen

2.3 Wichtige Codes zur ICF-Klassifizierung bei Patienten mit Schädigung

Inkl.: Kurze oder weite Entfernungen gehen; auf unterschiedlichen Oberflächen gehen; Hindernisse umgehen

d4500	Kurze Entfernung gehen
d4501	Lange Entfernungen gehen
d455	Sich auf andere Weise fortbewegen

Inkl.: Krabbeln/robben, klettern/steigen, rennen, joggen, springen und schwimmen

d510	Sich waschen
d5102	Sich abtrocknen
d520	Seine Körperteile pflegen
d5202	Das Haar pflegen

Sich um sein Kopf- und Gesichtshaar kümmern, wie kämmen, frisieren, rasieren oder schneiden

d540	Sich kleiden
d5400	Kleidung anziehen
d5402	Schuhwerk anziehen
d620	Waren, Dienstleistungen des tägl. Bedarfs beschaffen
d640	Hausarbeiten erledigen
d845	Eine Arbeit erhalten, behalten und beenden
d8451	Ein Arbeitsverhältnis behalten
d920	Erholung und Freizeit

Inkl.: Spiel, Sport, Kunst und Kultur, Kunsthandwerk, Hobby und Geselligkeit

3.1	**Messgeräte**	**28**
3.1.1	Goniometer (Winkelmesser)	28
3.1.2	Fingergoniometer	30
3.1.3	Inklinometer (Neigungsmesser)	32
3.1.4	Plurimeter	34
3.1.5	Pluri-Hand	36
3.1.6	Pluri-Head-Kopfaufsatz (Helm)	38
3.1.7	Schieblehre	39
3.1.8	PALM™-PalpationMeter	40
3.1.9	Umfangmaßband	42
3.1.10	Kypholordometer	44
3.1.11	Laserlot	46
3.1.12	Flexibles Lineal zur Ermittlung der Wirbelsäulenform	48
3.1.13	Posturometer	50

3

Grundlagen der Gelenk- und Wirbelsäulenmessung

3.1 Messgeräte

3.1.1 Goniometer (Winkelmesser)

Die Gelenkbeweglichkeit kann mit einem Goniometer (Winkelmesser) gemessen werden.

Es gibt im Handel breitschenkelige Goniometer mit Schenkellängen von ca. 5-30 cm. Goniometer mit sehr kurzen Schenkeln werden z.B. für die Messung der Fingergelenke eingesetzt, die längeren für die Messung der großen Gelenke. Breitschenkelige Geräte weisen i.d.R. auch eine Einteilung in cm oder inch auf, die es erlaubt, zusätzlich andere Maße zu nehmen.

Wenn bei Gelenken keine Möglichkeit besteht, den Referenzschenkel ausreichend korrekt zu platzieren, kann die Messung alternativ mit einem Inklinometer durchgeführt werden.

Goniometer werden insbesondere für die Dokumentation der Beweglichkeit nach der Neutral-Null-Methode und der SFTR-Methode eingesetzt, und zwar für folgende Gelenke: Hüfte, Knie, Fuß, Schulter, Ellenbogen und Hand.

 Tipps und Fallen

Gütekriterien für Goniometer sind:
- leichte Ablesbarkeit auf 2° genau
- große Winkelscheibe
- Leichtgängigkeit
- aufgedruckte Kreuzlinie zum Ablesen des Nullwertes aus verschiedenen Ausgangsstellungen
- aufgedruckte Zentimeterskala

Der bewegte Winkel kann in unterschiedlichen Gelenkpositionen abgelesen werden. Sowohl der Referenzschenkel als auch der Messschenkel werden üblicherweise an der Längsachse eines Knochens ausgerichtet. Ist die Längsachse nicht die funktionelle Längsachse (z.B. beim Oberschenkel) so werden der Referenzschenkel bzw. der Messschenkel an die funktionelle Längsachse angelegt.

Die Drehachse des Goniometers wird dabei in Höhe des vermuteten Drehpunkts des Gelenks angelegt, also immer innerhalb des konvexen Gelenkpartners. Wenn es bei einem Gelenk nicht möglich ist, den Drehpunkt des Goniometers in der Mitte des Gelenks zu platzieren, so ist es auch gestattet, den Drehpunkt gemäß den Regeln der Geometrie zu verschieben.

Beispiel
Die Bewegung für eine Dorsalextension des Fußes erfolgt im oberen Sprunggelenk. Der Messschenkel Metatarsale V liegt deutlich unterhalb des Drehpunkts. In diesem Fall ist es möglich, bei der Messung den Drehpunkt des Goniometers unterhalb des oberen Sprunggelenks anzulegen, wenn dabei immer darauf geachtet wird, dass der Referenzschenkel durch den Drehpunkt zum Distanzpunkt Caput fibulae zeigt.

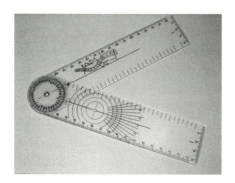

Einfaches zweischenkeliges Goniometer

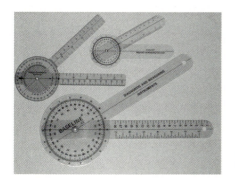

Goniometer mit 13, 16,5 und 25 cm Schenkellänge und großer Winkelscheibe

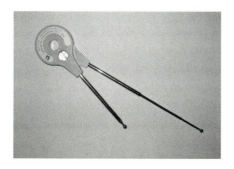

Goniometer mit Teleskopschenkeln und Lupe zum Ablesen des Winkels

Tipps und Fallen

„Referenzschenkel" wird der Teil des Goniometers genannt, der am ruhenden (i.d.R. proximalen) Körperteil angelegt wird, z.B. bei Messung der Schulterbeweglichkeit der am Rumpf angelegte Schenkel.
Der „Messschenkel" ist der Teil des Goniometers, der am bewegten Körperteil angelegt wird, z.B. bei Messung der Schulterbeweglichkeit der am Oberarm angelegte Schenkel.

Die Variation von Goniometern ist groß. So wurden z.B. spezielle Fingergoniometer mit kurzen Messschenkeln entwickelt, oder auch Goniometer mit Teleskopschenkeln. Der Vorteil von Goniometern mit Teleskopschenkeln liegt darin, dass die Teleskopschenkel bis zum tatsächlichen Distanzpunkt ausgezogen werden können und die Lage nicht geschätzt werden muss. Dies erhöht die Messgenauigkeit.
Eine große Auswahl findet sich im Goniometer-Museum von Dr. Rippstein (Schweiz).

3.1.2 Fingergoniometer

Fingergoniometer sind in der Größe den Anforderungen der Hand- und Fingermessung angepasst. Sie ermöglichen eine einfache Messung der Gelenke, wobei das Gerät außen an die Fingerglieder angelegt wird.
Fingergoniometer gibt es in verschiedenen Kunststoff- und Metallausführungen.

Tipps und Fallen

Wichtige Merkmale sind:
- gute Ablesbarkeit
- Möglichkeit, auch bis 40° Extension messen zu können
- zusätzliche metrische Skala zur Messung von Distanzen bei anderen Hand- und Fingermessungen

Dieses Spezial-Goniometer wurde von Dr. Rippstein zur Messung der Fingerbeweglichkeit entwickelt.
Es weist einen längeren Schenkel mit Zentimeterangabe und einen als Halbkreis angelegten zweiten kurzen Messschenkel auf, der besonders leicht von außen oder innen an die einzelnen Finger angelegt werden kann.
Mit Hilfe der Zentimeterangaben auf dem längeren Schenkel sind auch leicht Restabstände zu messen, z.B. bei der Daumen-Opposition oder beim Finger-Schluss.

3.1 Messgeräte

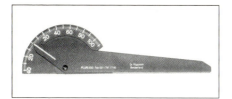

Fingergoniometer Pluri-Dig (Rippstein)

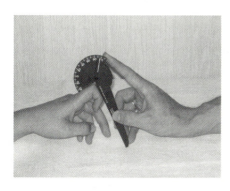

Messung der Fingerflexion/-extension 110-0-40°

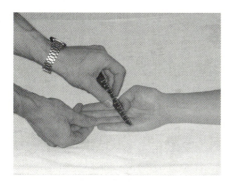

Messung verschiedener Finger-/Handabstände in cm

3.1.3 Inklinometer (Neigungsmesser)

Im Gegensatz zum klassischen Goniometer (Winkelmesser) wird mit dem Inklinometer der Winkel gegen die Schwerkraft G gemessen.
Der Vorteil dieses Messgeräts liegt darin, dass kein zweiter Schenkel benötigt wird und somit keine Messfehler vorkommen können. (Beispielsweise werden im amerikanischen Versicherungswesen ausschließlich Messungen mit Inklinometern als valide anerkannt.) Ein weiterer Vorteil besteht darin, dass der Untersucher eine Hand frei hat, mit der er das zu untersuchende Gelenk führen oder andere Körperteile stabilisieren kann.
Das Gerät ist z.B. bei der Messung des SLR, der HWS-Rotation und der Messung der Wirbelsäulenmobilität sehr gut einsetzbar.
Es stehen ganz unterschiedliche Inklinometer zur Verfügung. Dabei finden zwei verschiedene technische Prinzipien Anwendung:
1. Das Pendelprinzip, wobei ein drehbarer Zeiger immer senkrecht nach oben zeigt, da sich auf der Gegenseite ein größeres Gewicht befindet, welches sich automatisch zum Erdmittelpunkt ausrichtet.
2. Das Luftblasenprinzip, wobei ein mit gefärbter Flüssigkeit zur Hälfte gefülltes Röhrchen am Gerät angebracht ist. Die horizontal befindliche Grenze zwischen Flüssigkeit und Luft zeigt den Nullwert an. Der Nullwert kann somit nicht oben, sondern nur seitlich abgelesen werden.
Während einfache, nicht gedämpfte, mechanische Geräte sogar als Zubehör im Baumarkt kostengünstig zu erwerben sind, müssen für speziell flüssigkeitsgedämpfte Geräte, z.B. für das Plurimeter (Dr. Rippstein), i.d.R. über 100 Euro ausgegeben werden.
Historisch gesehen werden Inklinometer nach dem Pendelprinzip seit 1959 erfolgreich eingesetzt (Asmussen & Heeböll-Nielsen).
Inklinometer werden insbesondere für die Dokumentation der Beweglichkeit nach der Neutral-Null-Methode und der SFTR-Methode eingesetzt.

Tipps und Fallen

Gütekriterien für Inklinometer sind:
- leichte Ablesbarkeit
- Dämpfung
- Einstellbarkeit auf Null

Ein wichtiges Qualitätsmerkmal bei Inklinometern ist die leichte Ablesbarkeit. Hierzu ist eine ausreichend große Skala notwendig, die ein auf $2°$ genaues Ablesen ermöglicht. Das Ablesen des gemessenen Wertes ist beim Inklinometer mit Luftblasenprinz dadurch erschwert, dass der abzulesende Wert nicht oben, sondern seitlich angezeigt wird.
Ein zweites Qualitätsmerkmal ist die Dämpfung (Nachschwingverhalten bei Lageänderung). Bei gut gedämpften Inklinometern (i.d.R. flüssigkeitsgedämpfte Geräte) bleibt die Anzeige direkt nach einer Lageänderung ohne Nachpendeln an der richtigen Stelle stehen.

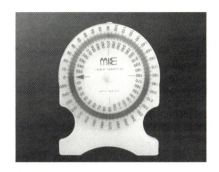

Bubble-Inklinometer
(Luftblasenprinzip)

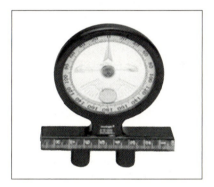

Pendel-Inklinometer

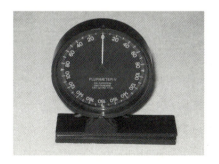

Pendel-Inklinometer gedämpft
(Plurimeter Dr. Rippstein)

Ein drittes Merkmal ist, ob ein Messgerät durch Drehen der Skala auf Null eingestellt werden kann. Hierdurch wird es möglich, Winkeländerungen direkt abzulesen, z.B. einen Kyphosewinkel an der Wirbelsäule. Ohne diese Möglichkeit besteht für den Untersucher die Notwendigkeit, den Messwert jeweils durch Subtraktion des zweiten Messwertes zu berechnen.

Neben den mechanischen Geräten stehen auch elektronische Inklinometer und aufwändige elektronische Systeme aus der Technik für wissenschaftliche Arbeiten zur Verfügung. Die Kosten liegen hier i.d.R. über 250 Euro für ein gutes elektronisches Inklinometer.

Neue technische Entwicklungen aus den USA ermöglichen die Messung mit zwei kleinen elektronischen Handinklinometern, welche ihre Daten darüber hinaus an einen PC übermitteln können. Somit sind sowohl Differenzmessungen zwischen zwei Winkeln als auch dynamische Messungen während der Bewegung möglich.

3.1.4 Plurimeter

Das Plurimeter ist ein von Dr. Rippsten (Schweiz) 1970 als Patent angemeldetes Inklinometer.

Es ist flüssigkeitsgedämpft und verfügt über die Möglichkeit, einen beliebigen Nullwert zu setzen. Es kann mit zahlreichen Zusatzgeräten ausgestattet werden und bietet somit umfassende Messmöglichkeiten.

Beispielsweise können mit dem Plurimeter problemlos die Rotation der Halswirbelsäule sowie andere Wirbelsäulenbeweglichkeiten gemessen werden.

Zur Messung der Restkyphyse der Brustwirbelsäule wird das Gerät oberhalb und unterhalb der BWS-Kyphose angelegt und die Differenz abgelesen (☞ Kap. 12.1.3).

3.1 Messgeräte

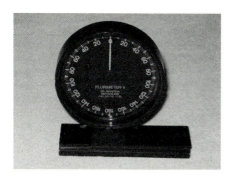

Plurimeter (Rippstein 1970)

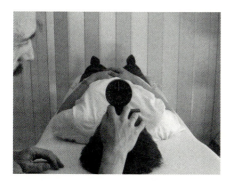

Messung der HWS-Rotation

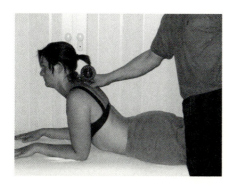

Messung der BWS-Kyphose aus der Sphinxstellung

3.1.5 Pluri-Hand

Dieses Gerät wurde von Dr. Rippstein speziell zur Messung der Handbeweglichkeit entwickelt. Es stellt eine Kombination eines Plurimeters (Inklinometer) mit einem Handgriff in Funktionsstellung dar. Das Plurimeter kann in 3 Ebenen gedreht werden, sodass alle Untersuchungsebenen aus einer Griffstellung heraus getestet werden können.

Das Gerät zeichnet sich aus durch:
- Funktionsstellung der Hand in 20° Ulnarduktion (funktionelle Handstellung)
- Messung aller 3 Bewegungsebenen der Hand ohne Griffwechsel
- freie Drehbarkeit des Messgeräts für alle 3 Bewegungsebenen

Handhabung

Die Testperson hält den Arm 90° im Ellenbogen flektiert und an den Körper angepresst. Sie umfasst das Gerät kräftig und führt, nachdem der Untersucher das Zifferblatt in der richtigen Ebene eingestellt hat, alle 3 Bewegungsrichtungen Extension/Flexion, Abduktion/Adduktion und Supination/Pronation durch.

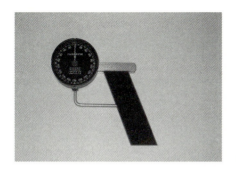

Pluri-Hand (Rippstein)

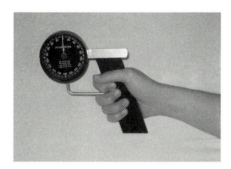

Hand befindet sich in Funktionsstellung

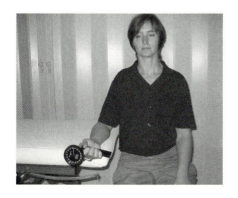

Messung der Supination mit dem Plurimeter

3.1.6 Pluri-Head-Kopfaufsatz (Helm)

Dieser Kopfaufsatz dient zur Messung der Kopfbeweglichkeit.
Mit Hilfe dieses Kopfaufsatzes können alle Teilbewegungen des Kopfes gemessen werden. Darüber hinaus ist auch die Messung der Wirbelsäulenrotation möglich. Gemessen werden die Bewegungskomponenten über 1 oder 2 Inklinometer und einen Kompass. Die Inklinometer messen die Flexion/Extension und die Lateralflexion, der Kompass die Rotation. Im Handel sind Systeme mit auf Null einstellbarer Kompassnadel erhältlich sowie Systeme, welche mit Hilfe eines auf die Schultern aufgelegten Magneten den Nullpunkt Schulter festlegen.

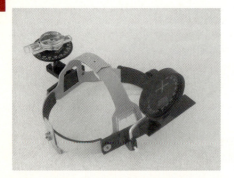

Pluri-Head (Dr. Rippstein)

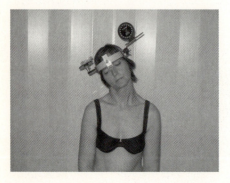

Messung der HWS-Lateralflexion mit dem Pluri-Head

3.1.7 Schieblehre

Schieblehren (auch als Schublehren bezeichnet) werden im Handwerk zur Messung von Innen- und Außenmaßen eingesetzt. Sie sind Standardmessinstrument bei allen handwerklichen Berufen.
Schieblehren werden heute auch als Miniaturausführungen aus Kunststoff angeboten und sind so auch besonders gut für den medizinischen Bereich geeignet.
Schieblehren haben eine Einteilung in mm/cm bzw. inch und haben außerdem eine zweite Hilfslinierung, die eine Messung von 1/10 mm ermöglicht.
Messungen mit Schieblehren können bei Kiefergelenksbehandlungen oder bei Hand- und Fingerbehandlungen durchgeführt werden.
Die orthopädische Schieblehre ist ein Messinstrument zur Messung von großen Körperabschnitten, z.B. Thorax oder Becken.
Das Gerät kann ferner, wenn es mit einem Inklinometer ausgestattet ist, zur Messung eines Beckenschiefstandes oder Skoliosewinkels eingesetzt werden.
Das hier gezeigte Instrument wurde von Dr. Rippstein (Schweiz) entwickelt und mit einem Plurimeter ausgestattet.

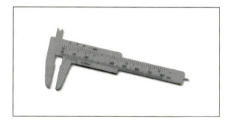

Schieblehre klein für
Kiefergelenksmessung

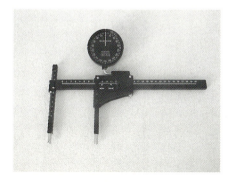

Orthopädische Schieblehre
mit Plurimeter

3.1.8 PALM™-PalpationMeter

Der PALM™ (PalpationMeter, www.zegra.info) liegt den Fingern des Therapeuten an und misst den Abstand und die Neigung (relativ zur Horizontale) zwischen seinen Fingern. Durch die Kombination von Tastsinn und objektivem Messen hat sich der PALM™ in unabhängigen Studien von US-Universitäten im Vergleich zum Standard Röntgenbild als sehr akkurates Instrument zur orthopädischen Befundaufnahme bewiesen (z.B. eine exzellente 0.90 Übereinstimmung zwischen Röntgenbildern und PALM™-Beckenschiefstandsmessungen). Somit ist der PALM™ ein geeignetes Messinstrument für physiotherapeutische Befunde und Studien.

Das Gerät besitzt zwei Anzeigeskalen:

Ein großer Zeiger gibt den Abstand der beiden Kunststoff-Tastarme an. Es können damit Distanzen gemessen werden, z.B. Beckenbreite und Unterschenkellänge.

Die zweite Anzeige beruht auf dem Prinzip der Wasserwaage.

Ein Kügelchen in einem gebogenen Glasröhrchen mit Gradskala gibt den Neigungswinkel an. Damit kann z.B. ein Beckenschiefstand gemessen werden.

Der angezeigte Winkel kann mit Hilfe der beiliegenden Umrechnungstabelle in eine Höhendifferenz in cm umgerechnet werden.

3.1 Messgeräte

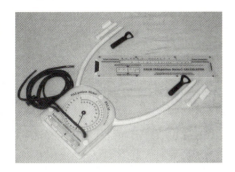

PALM™-PalpationMeter mit Tastaufsätzen und Umrechnungstabelle

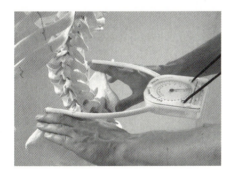

PALM™-PalpationMeter zur Messung des Beckenstandes

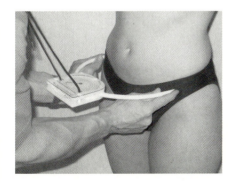

Messung der Höhe der Spinae iliaca ant. sup.

3.1.9 Umfangmaßband

Das spezielle Umfangmaßband ist ein einfaches Messgerät zur Messung von Umfängen an Armen und Beinen.

Das Maßband wird einfach durch Ziehen am Band abgerollt. Anschließend wird das Band an der jeweiligen Messstelle um die Extremität gelegt und im Gerät eingesteckt. Dann wird das Band durch Bedienen eines Knopfes straff gezogen und der Umfang abgelesen.

3.1 Messgeräte

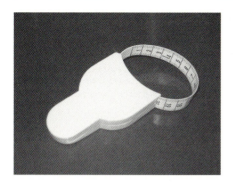

Umfangmaßband

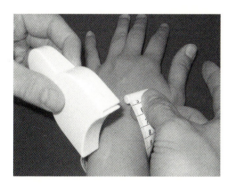

Anlegen des Umfangmaßbandes

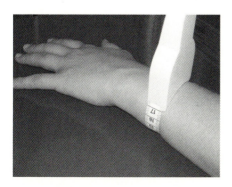

Ablesen des Umfangs

3.1.10 Kypholordometer

Das Kypholordometer basiert auf einem alten schweizer Patent für ein Messgerät, mit dessen Hilfe man den Krümmungswinkel von Flugzeugflügeln bestimmen konnte.

Es besteht aus zwei Messschenkeln, welche in sich selbst kippfähig sind und sich an die Krümmung einer Oberfläche anpassen können. Gemessen wird dabei der Krümmungswinkel.

Das Kypholordometer kann sowohl zur Bestimmung des Kyphosewinkels der BWS als auch des Lordosewinkels der LWS eingesetzt werden. Die beiden Messschenkel werden dabei jeweils am oberen und unteren Ende der Krümmung angelegt. Der Winkel kann direkt auf einer Ziffernblatt-Skala abgelesen werden.

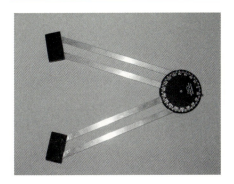

Kypholordometer
(Dr. Rippstein)

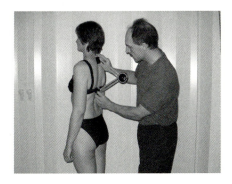

Messung der BWS-Kyphose
mit dem Kypholordometer

3.1.11 Laserlot

Das Laserlot stammt aus dem Baubereich und wird dort zum Ausloten von waagerechten und senkrechten Linien verwendet.
Das Gerät wird nun zunehmend auch für die Visualisierung von Wirbelsäulenfehlstellungen, Becken- und Schulterfehlstellungen verwendet.
Zum Einsatz kommt ein Diodenlaser mit 632nm Wellenlänge und bis zu 2mWatt Lichtleistung (Laserschutzklasse 2).

Tipps und Fallen

Gütekriterien für Linienlasergeräte sind:
- Sichtbarkeit bei leicht abgedunkeltem Tageslicht
- Selbstnivellierung (Einpendelung auf die Senkrechte) oder alternativ leichte Einstellbarkeit der Senkrechten mittels Libellen, die man von den Wasserwaagen her kennt
- leichte Höheneinstellbarkeit des Stativs

Bevor der Laser eingeschaltet wird, sollte die Testperson eine Schutzbrille erhalten. Bei Laserklasse 2 eignen sich z.B. Schweißerbrillen, die es kostengünstig im Baumarkt zu kaufen gibt.
Für Haltungsanalysen im Stand in der Sagittalebene wird die Testperson so zum Laserlot gestellt, dass der Strahl entlang der Tibiakante verläuft.
Bei optimal aufrechter Haltung verläuft das Laserlot durch die beiden Markierungspunkte und den Gehörgang. Abweichungen kann der Untersucher durch Verschiebungen z.B. des Beckens nach ventral und des Thorax nach dorsal feststellen.
Für Haltungsanalysen im Sitz und Stand in der Frontalebene wird das Laserlot so eingestellt, dass es über die Gesäßmitte verläuft. Der 2. (waagerechte) Strahl kann so eingestellt werden, dass er an der Oberkannte des Beckens oder der Schultern entlang läuft. Höhenunterschiede können leicht mittels eines Lineals gemessen werden.
Bei Beobachtung im Sitz wird das Lot so gelegt, dass es bei maximaler Aufrichtung durch den Gehörgang verläuft. Bei der typischen Sitzkyphose kommt es zu einer deutlichen Dorsalisation des Thorax, aber auch des Beckens (Trochanter major). Abweichungen können hier wiederum mit dem Lineal abgelesen werden.

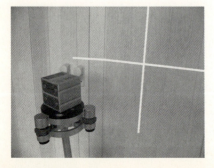

Lichtstrahl des Laserlot
(2-Linienlaser)

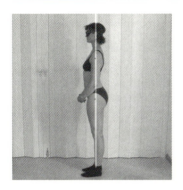

Laserlinie im Stand (Beurteilung der Sagittalebene)

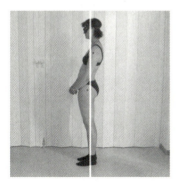

Laserlinie im Stand (Beurteilung der Sagittalebene)

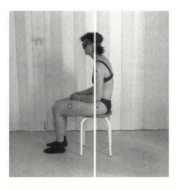

Laserlinie im Sitz (Beurteilung der Sagittalebene)

3.1.12 Flexibles Lineal zur Ermittlung der Wirbelsäulenform

Das flexible Lineal (flexirule) dient der Übertragung von Formen und Kurven auf Papier. Ein flexibles Lineal von ca. 60 cm kann dazu benutzt werden, die Form der Wirbelsäule eines Menschen nachzuformen und anschließend abzuzeichnen. Zusammen mit weiteren Zeichenwerkzeugen können außerdem die Winkel der Kyphose und Lordose ermittelt werden.

Ausführung

Das flexible Lineal wird bei einer stehenden Testperson an die Wirbelsäule angelegt, C7 und Th12 werden mit einem Aufkleber markiert.
Anschließend wird das Lineal auf ein großes Blatt Papier (DIN A3 oder größer) gelegt und mit einem Stift nachgezeichnet. Geeignet sind hierfür z.B. die so genannten Flip-Chart-Tafeln. Alternativ kann das Lineal auch auf eine Schreibtafel angelegt werden und sein Verlauf mit Kreide abgezeichnet werden.
Derselbe Vorgang mit Anlegen des flexiblen Lineals und das Abzeichnen kann auch in Flexions- und Extensionsstellung ausgeführt werden. Alle drei Zeichnungen können auf demselben Blatt Papier erfolgen.

Ermittlung der Krümmungswinkel

Zur Ermittlung eines Krümmungswinkels wird je eine Tangente am Anfang und Ende der Wirbelsäulenkrümmung z.B. mit einem Lineal eingezeichnet. Am Schnittpunkt der beiden Linien kann der Winkel direkt von einem angelegten Goniometer abgelesen werden.
Für eine einfache Archivierung wird empfohlen, die Abbildung der Wirbelsäulenform digital zu fotografieren. Somit ist jederzeit ein Ausdruck und ein Vergleich zu früheren Aufnahmen möglich.

3.1 Messgeräte

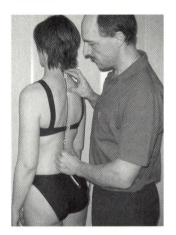

Flexibles Lineal mit Zentimeterskalen an die aufrechte Wirbelsäule angelegt

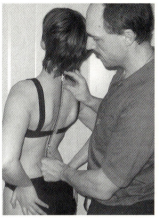

Flexibles Lineal an die extendierte Wirbelsäule angelegt

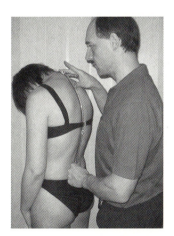

Flexibles Lineal an die flektierte Wirbelsäule angelegt

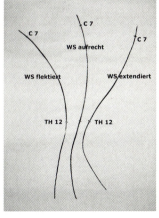

Zeichnung der Wirbelsäulenform in drei Stellungen

3.1.13 Posturometer

Posturometer

Das Desimed®-Posturometer ist ein neu entwickeltes Gerät zur Messung der Haltung im Sitz oder Stand. Basis ist ein langschenkeliges Goniometer (Dr. Rippstein). Der Haltungswinkel wird durch die folgenden 3 Referenzpunkte bestimmt:
- Drehpunkt C0/C1 (annäherungsweise erfasst durch den Gehörgang)
- mittlerer Thoraxdurchmesser in Höhe von Th5
- Hüftgelenk (annäherungsweise erfasst durch die Trochanter major-Spitze).

Das Gerät ist noch nicht im Handel erhältlich, kann aber zum Zweck, eine wissenschaftliche Studie auszuführen, in geringer Stückzahl ausgeliehen werden (Kontakt: rbruzek@desimed.de).

Ermittlung des mittleren Thoraxdurchmessers

Variante 1
Es wird ein Maßband vom Proc. spinosus Th5 zum Kostosternalgelenk der 5. Rippe gelegt und bei der Hälfte der Distanz eine Markierung vorgenommen.

Variante 2
Ein optional erhältliches Zusatzgerät wird um den Thorax in Höhe Th5 gelegt.

Ausführung

Die Testperson wird aufgefordert, so gerade wie möglich zu stehen. Der Haltungswinkel wird abgelesen.
Die Testperson wird aufgefordert, ihre Gewohnheitshaltung einzunehmen. Dann wird der Haltungswinkel wiederum abgelesen.
In gleicher Weise kann die Messung im Sitz vorgenommen werden.

 Tipps und Fallen

Bei Bestimmung des mittleren Thoraxdurchmessers mit der Maßband-Methode ist der Referenzpunkt bei jeder Messung neu zu bestimmen. Dieser Mehraufwand entfällt bei Messung mit dem Thorax-Messzusatz.

3.1 Messgeräte

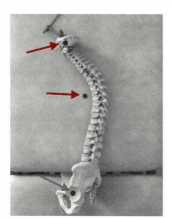

Referenzpunkte zur Messung des Haltungswinkels

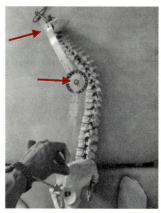

Desimed®-Posturometer Prototyp

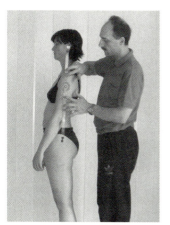

Bestimmung des Haltungswinkels mit dem Desimed®-Posturometer (Stand gerade)

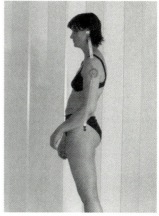

Bestimmung des Haltungswinkels mit dem Desimed®-Posturometer (Stand Gewohnheitshaltung)

4.1	**Funktionstests an der Schulter**	**54**
4.1.1	Funktionsgriffe an der Schulter	54
4.1.2	Funktionskreis Schulter	56
4.1.3	Test des Skapula-Vorlaufs	58
4.2	**Schulter: Extension/Flexion**	**60**
4.2.1	Schulter Ext./Flex., Messung mit dem Goniometer	60
4.2.2	Schulter Ext./Flex., Messung mit dem Inklinometer	62
4.3	**Schulter: Abduktion/Adduktion**	**64**
4.3.1	Schulter Abd., Messung mit dem Goniometer	64
4.3.2	Schulter Abd., Messung mit dem Inklinometer	66
4.4	**Schulter: transversale Extension/ Flexion**	**68**
4.4.1	Schulter, transversale Ext./Flex., Messung mit dem Goniometer	68
4.4.2	Schulter, transversale Ext./Flex., Messung mit dem Inklinometer	70
4.4.3	Schulter, transversale Ext. (Variante mit Inklinometer)	72
4.5	**Schulter: Außenrotation/Innenrotation**	**74**
4.5.1	Schulter Rot., Messung mit dem Goniometer	74
4.5.2	Schulter Rot., Messung mit dem Inklinometer	76
4.5.3	Schulter Rot. aus 90° Abduktion, Messung mit dem Goniometer	78
4.5.4	Schulter Rot. aus 90° Abduktion, Messung mit dem Inklinometer	80

4

Tests und Messungen an der Schulter

4.1 Funktionstests an der Schulter

4.1.1 Funktionsgriffe an der Schulter

0 cm, Maßband

Mit diesen Tests wird geprüft, wie gut die beidseitige Beweglichkeit in den Schultergelenken ist.

Es können der Schürzengriff, der Nackengriff und der Kombinationsgriff rechte/linke Hand ausgeführt werden. Außerdem kann bei einseitiger Ausführung des Schürzengriffs der Abstand vom Daumen zum Proc. spinosus C7 gemessen werden.

Ausführung

1. Schürzengriff

Die Testperson wird aufgefordert, im Stand beide Hände im Bereich des Kreuzbeins auf den Rücken zu führen, bis die Hände sich berühren.

2. Nackengriff

Die Testperson wird aufgefordert, im Stand beide Hände hinter den Nacken oder den Hinterkopf zu führen und diese dort zu verschränken.

3. Kombinationsgriff

Die Testperson wird aufgefordert, im Stand eine Hand von oben und eine Hand von unten so auf den Rücken zu führen, dass sich die Fingerspitzen berühren. Es kann nun leicht mit einem Maßband der Abstand der Daumenspitzen am Ende der Bewegung gemessen werden. Der Test wird auf beiden Seiten ausgeführt. Alternativ wird die Bewegung einseitig ausgeführt und der Abstand des Daumens des extendierten und innenrotierten Armes zum Proc. spinosus C7 gemessen.

4.1 Funktionstests an der Schulter

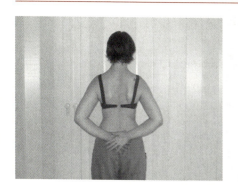

Schürzengriff

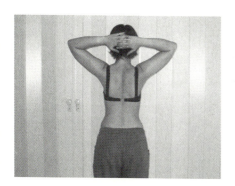

Hinterkopfgriff

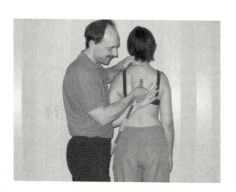

Messung Abstand C7 – Daumen

4.1.2 Funktionskreis Schulter

Der Funktionskreis Schulter ©AGFK-gGmbH dient zur Schnell-Analyse von muskulär bedingten Funktionseinschränkungen des Schultergelenks.
Entwickelt wurde dieser Funktionstest für die Schulter von einem Instruktorenteam für Brüggertherapie (AGFK), basierend auf Vorarbeiten von Brügger.
Die kreisförmige Abbildung zeigt die jeweils für die eingeschränkte Bewegungskomponente verantwortliche Struktur:
- Der innere Kreis der Abbildung zeigt Strukturen des Schultergürtels.
- Der mittlere Kreis zeigt eingelenkige Muskeln des Schultergelenks.
- Der äußere Kreis zeigt zweigelenkige Muskeln des Schultergelenks.

Ausführung

Die Testperson liegt in Rückenlage.
Der Untersucher führt eine kreisförmige Bewegung des Schultergelenks aus. Er führt den Arm mit gestrecktem Ellenbogen:
- in Elevation
- in transversale Flexion
- in Extension
- in transversale Extension.

Anschließend können Einzelkomponenten mit flektiertem Ellenbogen oder anderen Bewegungskomponenten ergänzt werden, um bestimmte Muskeln auszutesten.

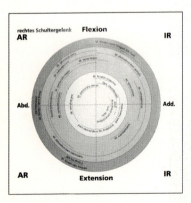

Funktionskreis Schulter, bewegungsbehindernde Muskulatur

4.1 Funktionstests an der Schulter

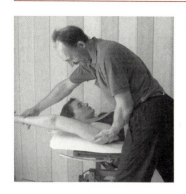

Ausführung Funktionskreis rechte Schulter max. Elevation

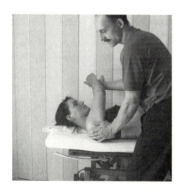

Max. transversale Flexion

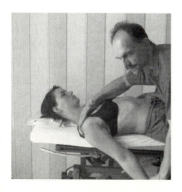

Max. Extension

4.1.3 Test des Skapula-Vorlaufs

Die Bestimmung der Skapulabewegung während der Arm-Elevation wurde von Brügger beschrieben.
Mit diesem Test wird bestimmt, wie groß der Anteil der folgenden Teilbewegungen ist:
- Bewegung im Glenohumeralgelenk
- Bewegung im Skapulothorakalgelenk

Beobachtet wird insbesondere der Unterschied zwischen der rechten und linken Seite der Testperson.
Eine verfrühte Skapulabewegung auf einer Seite kann ein Hinweis auf eine Störung im Glenohumeralgelenk oder seiner umgebenden muskulären Strukturen sein.

Ausführung

Die Testperson sitzt aufrecht auf einem Hocker. Die Arme hängen neben dem Körper. Der Untersucher palpiert von dorsal die unteren Skapulawinkel (Angulus scap. inf.) mit Daumen und Zeigefinger beider Hände.
Die Testperson wird nun aufgefordert, die Arme langsam und gleichmäßig in die Elevation zu führen. Der Untersucher folgt mit seinen Händen der Skapulabewegung und beobachtet dabei den Weg und die Geschwindigkeit der unteren Skapulawinkel.
Anschließend wird auch der Weg nach unten nochmals beobachtet und die Bewegung zwei weitere Male wiederholt.
Der Test gilt als aussagekräftig, wenn bei allen Wiederholungen die gleichen Abweichungen einer Seite beobachtet wurden.
Der untere Skapulawinkel beschreibt einen bogenförmigen Weg.
Er beginnt mit einer kurzen Annäherung an die Wirbelsäule beim ersten Aktivieren der Armgewichte nach vorne. Bis ca 70° Elevation bewegt sich der Winkel langsam nach außen, danach folgt eine immer schnellere Mitbewegung der Skapulawinkel bis zur vollständigen Elevation.

4.1 Funktionstests an der Schulter

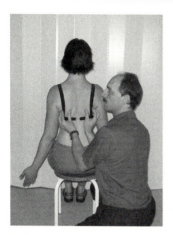

Daumen und Zeigefinger halten den unteren Schulterblattwinkel

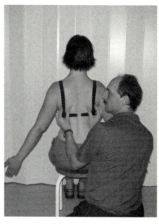

Annäherung der Skapula an die WS bei Start der Bewegung

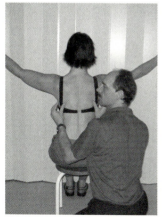

Geringe Mitbewegung der Skapula

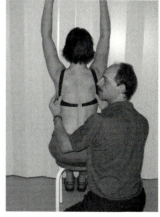

Elevation Endstellung mit deutlicher Mitbewegung der Skapula

4.2 Schulter: Extension/Flexion

4.2.1 Schulter Ext./Flex., Messung mit dem Goniometer

S: 50-0-170 (Extension/Flexion in der Sagittalebene)

Die Messung der Schulterflexion und -extension erfolgt in Rückenlage aus Neutral-Null-Stellung mit am Körper angelegtem Arm.
Vorzugsweise wird die Messung mit dem Inklinometer durchgeführt. Die Messung mit einem Goniometer ist jedoch ebenfalls möglich.

Distanzpunkte bei Messung mit dem Goniometer:
- höchste Stelle des Beckenkamms
- Caput radii

Drehpunkt
- Mitte des Caput humeri

Ausführung der Flexion (Elevation)

Das Goniometer wird lateral so am Humerus angelegt, dass sich der Drehpunkt auf der Mitte des Caput humeri befindet. Der Untersucher steht oder sitzt seitlich neben der Testperson.
Die Testperson hebt den Arm mit Unterstützung des Untersuchers nach ventral so hoch wie möglich über den Kopf an. Um Ausweichbewegungen der Lendenwirbelsäule zu verhindern, soll die Testperson die Beine anstellen.

Ausführung der Extension

Bei der Messung der Extension rutscht die Testperson zunächst an die Kante der Behandlungsbank. Vom Untersucher assistiert bewegt die Testperson den Arm über die Bankkante nach unten. Der Untersucher fixiert dabei mit dem Unterarm den Schultergürtel auf der Behandlungsbank.

4.2 Schulter: Extension/Flexion

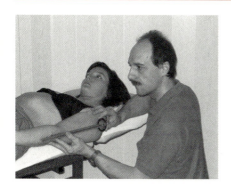

Flexion/Extension
Ausgangsstellung

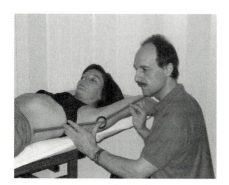

Flexion 170°

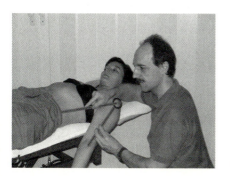

Extension 50°

4.2.2 Schulter Ext./Flex., Messung mit dem Inklinometer

S: 50-0-170 (Extension/Flexion in der Sagittalebene)

Die Messung der Schulterflexion und -extension erfolgt in Rückenlage aus Neutral-Null-Stellung mit am Körper angelegtem Arm.
Vorzugsweise wird die Messung mit dem Inklinometer durchgeführt. Die Messung mit einem Goniometer ist jedoch ebenfalls möglich, wenn auch ungenauer.

Ausführung der Flexion (Elevation)

Das Inklinometer wird ventral am distalen Humerus angelegt und ggf. auf Null gestellt. Der Untersucher steht lateral neben der Testperson.
Die Testperson hebt den Arm mit Unterstützung des Untersuchers nach ventral so hoch wie möglich über den Kopf an.

Hinweis

Bei der Elevation des Arms handelt es sich um eine Kombinationsbewegung von Glenohumeralgelenk, Schultergürtelgelenken und oberer Brustwirbelsäule (Rotation und Extension). Dadurch können sich durch Veränderungen in der Durchführung, z.B. beidseitiges Anheben der Arme, abweichende Ergebnisse in der Gelenkmessung ergeben.

 Tipps und Fallen

Damit die Testperson in der Lendenwirbelsäule nicht übermäßig ausweicht, werden die Beine angestellt.

Ausführung der Extension

Zur Messung der Extension rutscht die Testperson an die Bankkante. Die Testperson bewegt den Arm, vom Untersucher geführt, nach dorsal über die Bankkante hinaus nach unten. Der Untersucher fixiert dabei die Schulter mit seinem Unterarm.

4.2 Schulter: Extension/Flexion

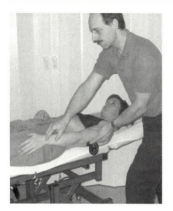

Flexion Ausgangsstellung

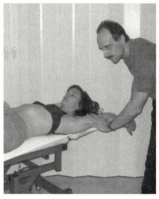

Flexion 170°

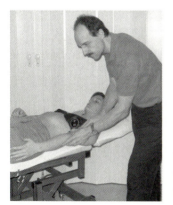

Extension Ausgangsstellung

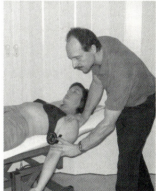

Extension 50°

4.3 Schulter: Abduktion/Adduktion

4.3.1 Schulter Abd., Messung mit dem Goniometer

F: 180-0-40 (Abduktion/Adduktion in der Frontalebene)

Die Messung der Schulterabduktion erfolgt in Rückenlage aus Neutral-Null-Stellung mit außenrotiertem Arm. Der Arm befindet sich wegen des Beckens bereits in leichter Abduktion.

Distanzpunkte
- Processus coracoideus der gegenseitigen Skapula
- Mitte der Ellenbeuge

Drehpunkt
- Mitte Caput humeri

Ausführung

Das Goniometer wird ventral am Humerus angelegt und die Messschenkel zu den Distanzpunkten ausgerichtet. Der Untersucher steht neben dem Kopf der Testperson und fixiert die Messschenkel des Goniometers am Thorax und Oberarm der Testperson.

Phase 1 (Abduktion im Glenohumeralgelenk)
Der Arm der Testperson wird seitlich geführt bis ein fester Widerstand das Ende der Bewegung im Glenohumeralgelenk anzeigt. Der Untersucher fixiert dabei mit seiner Hüfte die Skapula und liest den Messwert auf dem Goniometer ab.

Phase 2 (weitere Abduktion mit Skapulabewegung)
Zur Messung der weiteren Abduktion löst der Untersucher seine Skapulafixation und führt den Arm in maximale Abduktion.
Eine Messung der Adduktion wird hier nicht beschrieben, da diese Bewegungsrichtung so gut wie nie eingeschränkt ist und daher nicht gemessen werden muss.

 Tipps und Fallen

Wichtig ist, dass während des gesamten Bewegungsablaufs die Außenrotation beibehalten wird!

4.3 Schulter: Abduktion/Adduktion

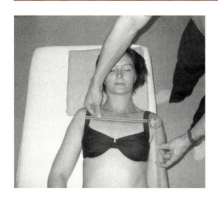

Abduktion/Adduktion
Ausgangsstellung

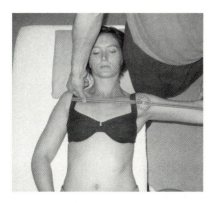

Abduktion im Glenohumeralgelenk 90° (mit Außenrotation bis 120°)

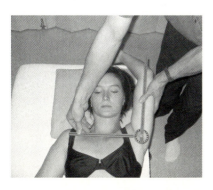

Abduktion 180° Endstellung

4.3.2 Schulter Abd., Messung mit dem Inklinometer

F: 180-0-40 (Abduktion/Adduktion in der Frontalebene)

Die Messung der Schulterabduktion mit dem Inklinometer erfolgt im Sitz vor einer Wand aus Neutral-Null-Stellung mit Außenrotation im Schultergelenk. Der Sitz vor der Wand stellt sicher, dass die Bewegung exakt in der Frontalebene ausgeführt wird.
Die Messung wird vorzugsweise mit dem Inklinometer durchgeführt, da für das Goniometer kein geeigneter zweiter Messschenkel existiert.
Die Messung erfolgt in zwei Phasen:
- Phase 1: Messung im Glenohumeralgelenk
- Phase 2: weitere Abduktion mit Skapulabewegung

Ausführung

Das Inklinometer wird lateral am außenrotierten Humerus angelegt. Der Untersucher steht vor der Testperson und fixiert mit einer Hand den Schultergürtel, mit der anderen Hand das Inklinometer.

Phase 1 (Abduktion im Glenohumeralgelenk)
Der Untersucher führt den Arm nach außen, bis ein fester Widerstand auf das Ende der Bewegung im Glenohumeralgelenk hinweist.
Um Ausweichbewegungen im Sinne einer Lateralflexion des Rumpfes zu vermeiden, ist es sinnvoll, beide Arme abspreizen zu lassen.

Phase 2 (weitere Abduktion mit Skapulabewegung)
Zur Messung der weiteren Abduktion wird der Arm mit dem Messgerät wenn möglich bis neben das Ohr geführt.
Um bei eingeschränkter Beweglichkeit eine ausweichende Lateralflexion des Oberkörpers zu vermeiden, sollte der kontralaterale Arm gleichzeitig abgespreizt werden.
Eine Messung der Adduktion wird hier nicht beschrieben, da diese Bewegungsrichtung so gut wie nie eingeschränkt ist und daher nicht gemessen werden muss.

Tipps und Fallen

Wichtig ist, dass während des gesamten Bewegungsablaufs die Außenrotation beibehalten wird!

4.3 Schulter: Abduktion/Adduktion

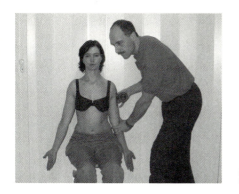

Abduktion Ausgangsstellung

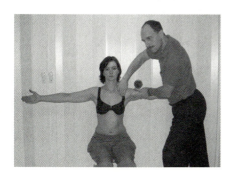

Abduktion im Glenohumeralgelenk 90° (mit Außenrotation bis 120°)

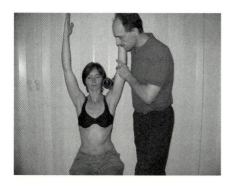

Abduktion 180°

4.4 Schulter: transversale Extension/Flexion

4.4.1 Schulter, transversale Ext./Flex., Messung mit dem Goniometer

T: 35-0-135 (transversale Extension/Flexion in der Transversalebene)

Die Messung der transversalen Extension/Flexion der Schulter (auch horizontale Abduktion/Adduktion genannt) wird in Rückenlage durchgeführt. Die Testperson legt sich an den Rand der Untersuchungsliege, um freie Beweglichkeit in Richtung Abduktion zu haben. Der Arm wird in 90° Abduktion und transversale Extension eingestellt.

Die Messung wird vorzugsweise mit dem Inklinometer ausgeführt, da für das Goniometer kein exakter zweiter Messschenkel existiert.

Distanzpunkte bei Messung mit dem Goniometer:
- eine gedachte horizontale Linie entlang der Behandlungsbank
- Caput radii

Drehpunkt
- Schultergelenk von kranial

 Tipps und Fallen

Um den horizontalen Schenkel genau bestimmen zu können, wäre die Verwendung eines Goniometers mit aufgeklebter „Libelle" wie bei einer Wasserwaage hilfreich.

Ausführung (hier mit dem Goniometer beschrieben)

Das Goniometer wird von kranial an Schulter und Oberarm angelegt. Die Testperson führt die maximale horizontale Extension (Abduktion) aus.

Bei der transversalen Extension (Abduktion) führt die Testperson den Arm über die Nullstellung hinaus nach unten.

 Tipps und Fallen

CAVE

Diese Position bewirkt auch eine Dehnung verschiedener Armnerven, sodass es insbesondere bei Affektionen der neuralen Strukturen zu Irritationen kommen kann. Zur Differentialdiagnose sind Tests der neuralen Mobilität wie der ULTT1 oder ULTT2a durchzuführen.

Bei der transversalen Flexion (Adduktion) wird ggf. der Schultergürtel fixiert, um ein Abheben des Schulterblattes zu verhindern.

4.4 Schulter: transversale Extension/Flexion

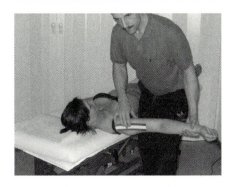

Transversale Extension
Ausgangsstellung

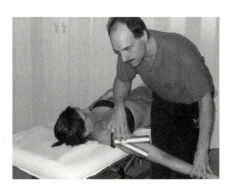

Transversale Extension 35°

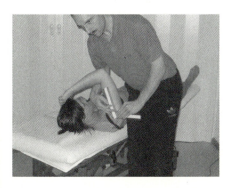

Transversale Flexion 135°

4.4.2 Schulter, transversale Ext./Flex., Messung mit dem Inklinometer

T: 35-0-135 (transversale Extension/Flexion in der Transversalebene)

Die Messung der transversalen Extension/Flexion der Schulter (auch horizontale Abduktion/Adduktion genannt) wird in Rückenlage durchgeführt. Die Testperson legt sich an den Rand der Untersuchungsliege, um freie Beweglichkeit in Richtung transversale Extension zu haben. Der Arm wird in 90° Abduktion eingestellt. Die Messung wird vorzugsweise mit dem Inklinometer ausgeführt, da für das Goniometer kein exakter zweiter Messschenkel existiert.

Ausführung

Das Inklinometer wird an der Innenseite des Oberarms angelegt. Die Testperson führt die maximale horizontale Extension (Abduktion) aus.
Bei der horizontalen Extension (Abduktion) führt die Testperson den Arm über die Nullstellung hinaus nach dorsal. Der Untersucher fixiert mit einer Hand leicht das Brustbein.

 Tipps und Fallen

CAVE
Diese Position bewirkt auch eine Dehnung verschiedener Armnerven, sodass es insbesondere bei Affektionen der neuralen Strukturen zu Irritationen kommen kann. Zur Differentialdiagnose sind Tests der neuralen Mobilität wie der ULTT1 oder ULTT2 durchzuführen. Alternativ sollte der Test bei Verdacht von neuralen Irritationen mit 90° flektiertem Arm ausgeführt werden.

Bei der transversalen Flexion (Adduktion) wird ggf. der Schultergürtel fixiert, um ein Abheben des Schulterblattes zu verhindern.

4.4 Schulter: transversale Extension/Flexion

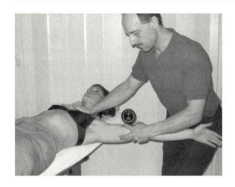

Transversale Extension/
Flexion Ausgangsstellung

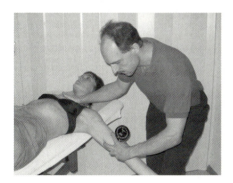

Transversale Extension 35°

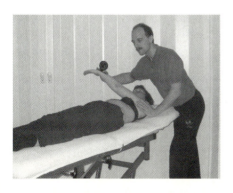

Transversale Flexion 135°

4.4.3 Schulter, transversale Ext. (Variante mit Inklinometer)

T: 35-0-135 (transversale Extension/Flexion in der Transversalebene)

Die Messung der transversalen Extension/Flexion der Schulter (auch horizontale Abduktion/Adduktion genannt) wird in Rückenlage durchgeführt. Die Testperson legt sich an den Rand der Untersuchungsliege, um freie Beweglichkeit in Richtung transversale Extension zu haben. Der Arm wird in 90° Abduktion im Schultergelenk und 90° Flexion im Ellenbogen eingestellt.

Die Messung wird vorzugsweise mit dem Inklinometer ausgeführt, da für das Goniometer kein exakter zweiter Messschenkel existiert.

Ausführung

Das Inklinometer wird an der Innenseite des Oberarms angelegt. Die Testperson führt die maximale horizontale Extension (Abduktion) aus, und zwar über die Nullstellung hinaus nach dorsal.

Wenn kein Verdacht auf neurale Reizungen der Armnerven vorliegt, kann der Test auch vorsichtig mit gestrecktem Arm ausgeführt werden.

4.4 Schulter: transversale Extension/Flexion

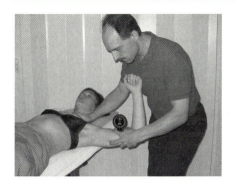

Transversale Extension mit 90° flektiertem Ellenbogen

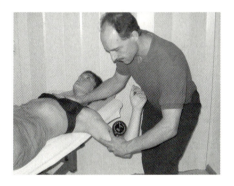

Transversale Extension 35°

4.5 Schulter: Außenrotation/Innenrotation

4.5.1 Schulter Rot., Messung mit dem Goniometer

R: 45-0-40 (Außenrotation/Innenrotation)

Getestet wird die Rotation der Schulter im Glenohumeralgelenk in Rückenlage (hier mit adduziertem Arm).
Ausgangsstellung ist die Rückenlage mit 90° flektiertem Ellenbogen.

Distanzpunkte
- Proc. styloideus
- Auflage des zweiten Schenkels auf der Unterlage

Drehpunkt
- Mitte des Ellenbogens

Ausführung

Die Testperson liegt in Rückenlage auf der Behandlungsbank. Das Goniometer wird mit dem zweiten Schenkel auf die Unterlage gelegt. Der andere Schenkel wird am Unterarm angelegt.
Der Unterarm wird nach innen und außen bewegt.
Falls erforderlich, fixiert der Untersucher die Schulter auf der Unterlage.

 Tipps und Fallen

Die Rotation ist in dieser Ausgangsstellung durch das Anstoßen des Unterarms an den Körper eingeschränkt. Bei Messung der Rotation aus 90° Abduktion ist deutlich mehr Bewegung möglich.

4.5 Schulter: Außenrotation/Innenrotation

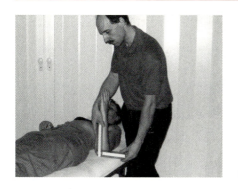

Rotation Ausgangsstellung

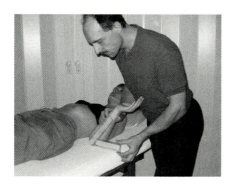

Außenrotation 45°

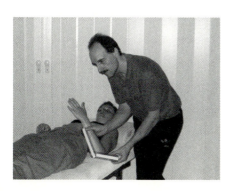

Innenrotation 40°

4.5.2 Schulter Rot., Messung mit dem Inklinometer

R: 45-0-40 (Außenrotation/Innenrotation)

Getestet wird die Rotation der Schulter im Glenohumeralgelenk in Rückenlage (hier mit adduziertem Arm). Die Messung erfolgt vorzugsweise mit dem Inklinometer.
Ausgangsstellung ist die Rückenlage mit 90° flektiertem Ellenbogen.

Ausführung

Das Inklinometer wird am distalen Unterarm angelegt und dabei nach innen und außen gedreht. Der Untersucher fixiert die Schulter, um ein Abheben zu verhindern.

4.5 Schulter: Außenrotation/Innenrotation

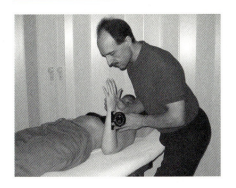

Rotation mit adduziertem Arm – Ausgangsstellung

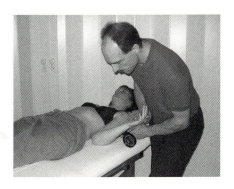

Außenrotation 45°

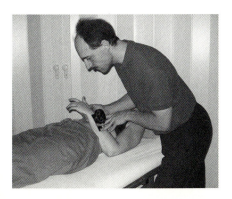

Innenrotation 40°

4.5.3 Schulter Rot. aus 90° Abduktion, Messung mit dem Goniometer

R: 90-0-70 (Außenrotation/Innenrotation)

Getestet wird die Rotation der Schulter im Glenohumeralgelenk in Rückenlage mit 90° abduziertem Arm.
Ausgangsstellung ist die Rückenlage mit 90° flektiertem Ellenbogen.

Distanzpunkte
- Proc. styloideus
- Auflage des zweiten Schenkels auf der Unterlage

Drehpunkt
- Mitte des Ellenbogens

Ausführung

Die Testperson liegt in Rückenlage auf der Behandlungsbank (an den Rand der Gegenseite gerutscht). Das Goniometer wird mit dem zweiten Schenkel auf die Unterlage gelegt. Der andere Schenkel wird am Unterarm angelegt.
Der Unterarm wird nach außen (oben) und innen (unten) gedreht.
Eine Fixation der Schulter wäre insbesondere bei der Innenrotation wichtig, ist aber bei Messung mit dem Goniometer schwierig. Offensichtlich wegen der Problematik, gleichzeitig messen und fixieren zu müssen, hat sich bei einer Studie ergeben, dass die Messung ohne Fixation sogar genauer ist (Boon, Smith 2000). Hier kann der Untersucher sich genau auf die Messung konzentrieren.
Wir empfehlen bei Messung mit einem Goniometer auf die Fixation zu verzichten, aber bei der Messung mit Inklinometer eine Fixation durchzuführen, da hierbei eine Hand für die Fixation frei ist.

4.5 Schulter: Außenrotation/Innenrotation

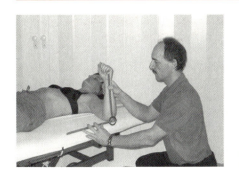

Rotation aus 90° Abduktion Ausgangsstellung

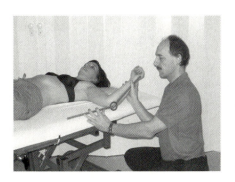

Außenrotation 90°

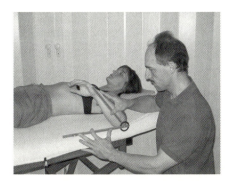

Innenrotation 70°

4.5.4 Schulter Rot. aus 90° Abduktion, Messung mit dem Inklinometer

R: 90-0-70 (Außenrotation/Innenrotation)

Getestet wird die Rotation der Schulter im Glenohumeralgelenk in Rückenlage in 90° Abduktion. Die Messung erfolgt vorzugsweise mit dem Inklinometer.
Ausgangsstellung ist die Rückenlage mit 90° flektiertem Ellenbogen und 90° abduziertem Oberarm. Die Testperson liegt am gegenseitigen Rand der Behandlungsbank.

Ausführung

Das Inklinometer wird am distalen Unterarm angelegt. Der Arm wird dabei nach oben (außen) und nach unten (innen) gedreht. Der Untersucher fixiert die Schulter, um ein Abheben zu verhindern.
Zur Fixation der Schulter (☞ Kap. 4.5.3)

4.5 Schulter: Außenrotation/Innenrotation

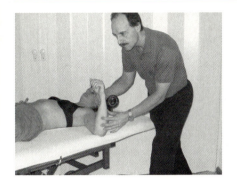

Rotation in 90° Abduktion
Ausgangsstellung

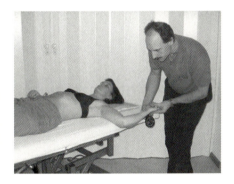

Außenrotation 90°

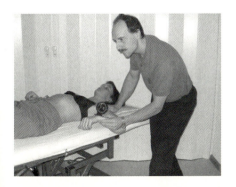

Innenrotation 70°

5.1	**Funktionstests am Ellenbogen**	**84**
5.1.1	Funktionsgriff Hand – Schulter	84
5.2	**Ellenbogen: Extension/Flexion**	**86**
5.2.1	Ellenbogen Ext./Flex., Messung mit dem Goniometer	86
5.2.2	Ellenbogen Ext./Flex., Messung mit dem Inklinometer	88

5

Tests und Messungen am Ellenbogen

5.1 Funktionstests am Ellenbogen

5.1.1 Funktionsgriff Hand – Schulter

0 cm Abstand Finger – Schulter

Analog zu den Funktionsgriffen an der Schulter kann auch der Ellenbogen getestet werden.
Getestet wird dabei, ob die Testperson mit der Hand an die gleichseitige Schulter greifen kann. Ist dies nicht möglich, wird gemessen, wie groß der verbleibende Abstand zwischen Fingerspitzen und Akromionspitze ist.
Der Funktionstest der Supination/Pronation (ohne Abbildung) erfolgt durch einfaches Drehen der Hand nach außen und innen.

5.1 Funktionstests am Ellenbogen

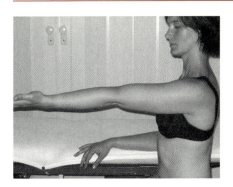

Funktionstest Ellenbogen
Extension

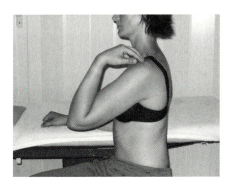

Funktionstest Ellenbogen
Flexion

5.2 Ellenbogen: Extension/Flexion

5.2.1 Ellenbogen Ext./Flex., Messung mit dem Goniometer

S: 10-0-135 (Extension/Flexion in der Sagittalebene)

Die Messung der Extension/Flexion im Ellenbogen erfolgt in Rückenlage aus Neutral-Null-Stellung.
Der Ellenbogen wird auf einen Sandsack aufgelegt.

Distanzpunkte
- Akromionspitze
- Grundphalanx des Mittelfingers

Drehpunkt
- Ellenbogengelenk

Ausführung

Der Untersucher legt das Goniometer bei gerade gehaltenem Unterarm von außen an Ober- und Unterarm und führt den Unterarm dann in Extension. Der Daumen der Testperson zeigt dabei weiter nach oben.

Insbesondere bei der Extension wird der proximale Oberarm mit dem Unterarm des Untersuchers fixiert, um ein Ausweichen zu verhindern.

Bei Durchführung der Flexion wird die Hand der Testperson mit der Radialseite passiv zur gleichseitigen Schulter geführt. Eine Fixation der Schulter ist in der Regel nicht erforderlich.

5.2 Ellenbogen: Extension/Flexion

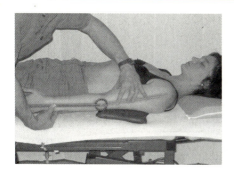

Extension/Flexion
Ausgangsstellung

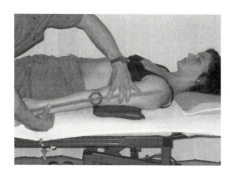

Extension 10°

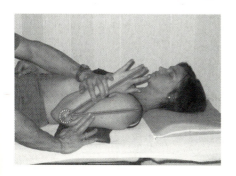

Flexion 135°

5.2.2 Ellenbogen Ext./Flex., Messung mit dem Inklinometer

S: 10-0-135 (Extension/Flexion in der Sagittalebene)

Die Messung der Extension/Flexion im Ellenbogen erfolgt in Rückenlage aus Neutral-Null-Stellung.
Der Ellenbogen wird so hoch auf einen Sandsack gelegt, dass Schulter- und Ellenbogengelenk auf gleicher Höhe liegen.
Die Messung erfolgt mit dem Inklinometer oder Goniometer.

Ausführung (hier beschrieben mit dem Inklinometer)

Der Ellenbogen der Testperson liegt an der Bankkante auf einem Sandsack. Der Daumen zeigt nach oben. Der Untersucher legt das Inklinometer bei gerade gehaltenem Unterarm an der Radialseite vom distalen Unterarm an und stellt es ggf. auf Null.
Der Untersucher führt den Unterarm in Extension, wobei er mit seiner anderen Hand die Schulter fixiert.
Insbesondere bei der Extension wird die Schulter mit der zweiten Hand des Untersuchers fixiert, um ein Ausweichen zu verhindern.
Bei Durchführung der Flexion wird die Hand mit der Radialseite passiv zur gleichseitigen Schulter geführt. Eine Fixation der Schulter ist i.d.R. nicht erforderlich.

5.2 Ellenbogen: Extension/Flexion

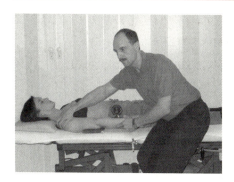

Extension/Flexion
Ausgangsstellung

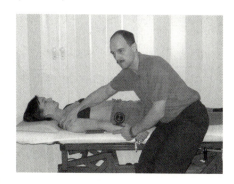

Extension 10°

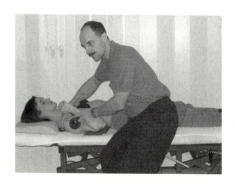

Flexion 135°

6.1	**Funktionstests an Hand und Fingergelenken**	**92**
6.1.1	Faustschluss	92
6.1.2	Finger Spreizen	94
6.1.3	Daumen Opposition	96
6.2	**Hand: Dorsalextension/Palmarflexion**	**98**
6.2.1	Dorsalext./Palmarflex., Messung mit dem Goniometer	98
6.2.2	Dorsalext./Palmarflex., Messung mit dem Spezial-Inklinometer	100
6.3	**Hand: Ulnarduktion/Radialduktion**	**102**
6.3.1	Ulnardukt./Radialdukt., Messung mit dem Goniometer	102
6.3.2	Ulnardukt./Radialdukt., Messung mit dem Spezial-Inklinometer	104
6.4	**Hand: Supination/Pronation**	**106**
6.4.1	Sup./Pron., Messung mit dem Goniometer	106
6.4.2	Sup./Pron., Messung mit dem Spezial-Inklinometer	108
6.5	**Finger: Extension/Flexion**	**110**
6.5.1	Finger Ext./Flex., Messung mit dem Fingergoniometer	110

6

Tests und Messungen an Hand und Fingern

6.1 Funktionstests an Hand und Fingergelenken

6.1.1 Faustschluss

Der Test des Faustschlusses erfolgt mit einem dünnen Stift, den die Testperson in die Hand nimmt und festhalten muss. Alternativ kann das obere Ende einer Keule verwendet werden.
Wenn die Testperson den dünnen Stift/Stab festhalten kann, ist der Faustschluss vollständig.

Ausführung

Getestet wird, ob die Testperson den Stift auch richtig festhalten kann, während der Untersucher versucht, den Stift aus der Hand zu ziehen.
Wenn die Testperson nur dickere Stifte halten kann oder, wie auf den Abbildungen gezeigt, dickere Teile einer Keule, wird die Dicke des Gegenstandes notiert, die gerade noch gehalten werden kann. Die Dicke kann mit Hilfe einer Schieblehre gemessen werden.

6.1 Funktionstests an Hand und Fingergelenken

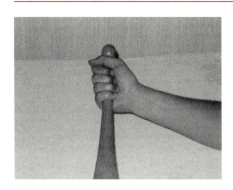

Faust umschließt dünnen Stab (hier oberes Ende einer Keule)

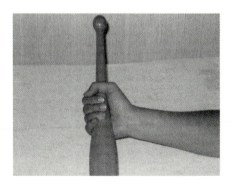

Faust umschließt Gegenstand mit mittlerer Dicke

6.1.2 Finger Spreizen

Das Öffnen und Schließen der Hand zählt zu den Funktionsgriffen der Hand und kann sehr gut mittels eines Maßbandes oder Lineals gemessen werden.
Die Angabe von Normwerten ist bei dieser Methode nicht möglich, da die Werte von der Größe der Hand insgesamt abhängen. Sinnvoll ist ein Vergleich zur anderen Hand.

Ausführung

Gemessen werden kann der Abstand der Finger 1 und 5 oder auch der Abstand der Finger 2 und 5 bei maximal gespreizten Fingern.

6.1 Funktionstests an Hand und Fingergelenken

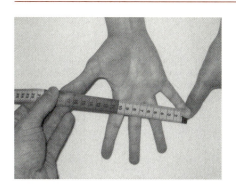

Distanz Dig I – Dig V mit Zentimetermaß

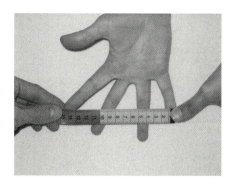

Distanz Dig II – Dig V mit Zentimetermaß

6.1.3 Daumen Opposition

0 cm

Auch dieser Test zählt zu den Funktionsgriffen der Hand und bewertet die Oppositionsfähigkeit zwischen Daumen und dem Grundgelenk des 5. Fingers.
Gemessen wird mit dem Maßband oder einem Lineal.

Ausführung

Die Testperson führt eine maximale Annäherung zwischen Daumen und Grundgelenk des kleinen Fingers durch. Der verbleibende Abstand wird gemessen.
Bei voller Beweglichkeit kann der Daumen bis zum Grundgelenk des kleinen Fingers geführt werden.
Bei sehr schlechter Beweglichkeit kann alternativ auch der Abstand der Daumenspitze zur Kleinfingerspitze bei maximaler Annäherung gemessen werden.

6.1 Funktionstests an Hand und Fingergelenken

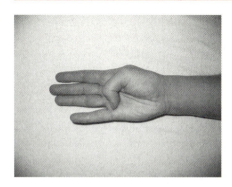

Funktionsgriff Daumen – Dig V-Grundgelenk, Endstellung

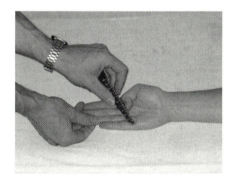

Abstand Daumen – Dig V-Grundgelenk

6.2 Hand: Dorsalextension/Palmarflexion

6.2.1 Dorsalext./Palmarflex., Messung mit dem Goniometer

S: 60-0-60 (Extension/Flexion in der Sagittalebene)

Die Messung von Dorsalextension/Palmarflexion im Handgelenk mit dem Goniometer erfolgt im Sitz mit aufgelegter Hand. Die Hand befindet sich in Pronation.

Distanzpunkte
- Caput radii
- Os metacarpale V

Drehpunkt
- Handgelenk

Ausführung

Der Untersucher legt das Goniometer von lateral an die Handaußenseite an.
Die Testperson führt eine Dorsalextension im Handgelenk aus.
Wenn bei der Messung alleine die Beweglichkeit im Handgelenk gemessen werden soll, dürfen die Finger flektiert werden. Wenn auch die Dehnfähigkeit der Fingerflexoren beurteilt werden soll, wird mit extendierten Fingern gemessen.
Die Messung der Palmarflexion erfolgt im Überhang der Hand über die Kante der Behandlungsbank.
Die Testperson flektiert die Hand mit lateral angelegtem Goniometer über die Bankkante nach unten.
Auch hierbei gibt es Unterschiede in der Messung mit gestreckten oder flektierten Fingern. Wenn nur die Mobilität des Handgelenks gemessen werden soll, bleiben die Finger gestreckt. Wenn auch die Dehnfähigkeit der Fingerextensoren beurteilt werden soll, wird die Hand während der Bewegung zu einer Faust geschlossen.

6.2 Hand: Dorsalextension/Palmarflexion

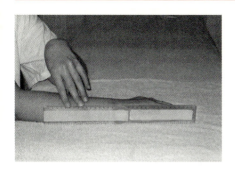

Extension/Flexion
Nullstellung

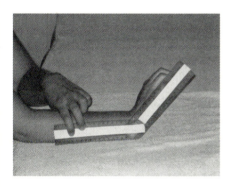

Dorsalextension 60°

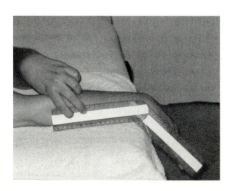

Palmarflexion 60°

6.2.2 Dorsalext./Palmarflex., Messung mit dem Spezial-Inklinometer

S: 60-0-60 (Extension/Flexion in der Sagittalebene)

Die Messung von Dorsalextension/Palmarflexion im Handgelenk erfolgt idealerweise mit dem Messgerät Pluri-Hand, welches die Messung aller Handbewegungen aus einer Ausgangsstellung ermöglicht.

Der Unterarm wird eng an den Körper angelegt, der Ellenbogen auf 90° flektiert und auf einen Behandlungstisch aufgelegt. Die Hand soll frei überhängen und Bewegungsfreiheit haben.

Ausführung

Die Testperson umgreift den Handgriff des Geräts in Pronationsstellung des Unterarms. Das Zifferblatt des Geräts wird so gedreht, dass es seitlich abgelesen werden kann.

Die Testperson führt eine Dorsalextension und eine Flexion im Handgelenk aus. Insbesondere bei der Palmarflexion ist darauf zu achten, dass die Hand gut geschlossen bleibt. Wenn dies aufgrund von strukturellen Verkürzungen der Fingersehnen nicht möglich ist, muss die Bewegung mit einem normalen Inklinometer bei gestreckten Fingern durchgeführt werden.

6.2 Hand: Dorsalextension/Palmarflexion

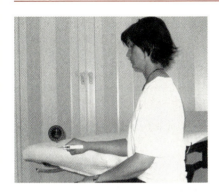

Dorsalextension/Palmarflexion Ausgangsstellung

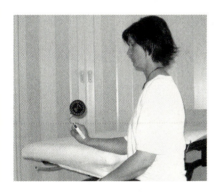

Dorsalextension 60°

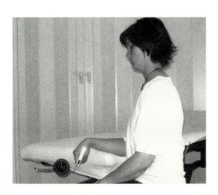

Palmarflexion 60°

6.3 Hand: Ulnarduktion/Radialduktion

6.3.1 Ulnardukt./Radialdukt., Messung mit dem Goniometer

F: 35-0-30 (Ulnarduktion/Radialduktion in der Frontalebene)

Die Messung von Ulnarduktion/Radialduktion im Handgelenk mit dem Goniometer erfolgt im Sitz.
Der Unterarm und die Hand der Testperson werden auf den Behandlungstisch aufgelegt.

Distanzpunkte
- Mitte der Ellenbogenbeuge
- Os metacarpale III

Drehpunkt
- Mitte des Handgelenks

Die Testperson führt mit der Hand eine Wischbewegung nach außen aus (Ulnarduktion), während der Untersucher das Goniometer mitführt.
Anschließend führt die Testperson mit der Hand eine Wischbewegung nach innen aus (Radialduktion).
Besondere Ausweichbewegungen sind bei diesem Test nicht zu erwarten.

6.3 Hand: Ulnarduktion/Radialduktion

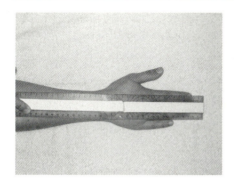

Ulnarduktion/Radialduktion Nullstellung

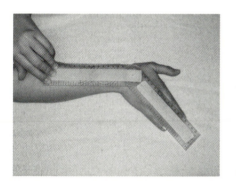

Ulnarduktion 35°

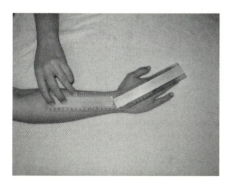

Radialduktion 30°

6.3.2 Ulnardukt./Radialdukt., Messung mit dem Spezial-Inklinometer

F: 35-0-30 (Ulnarduktion/Radialduktion in der Frontalebene)

Die Messung von Radialduktion/Ulnarduktion im Handgelenk erfolgt idealerweise mit dem Messgerät Pluri-Hand, welches die Messung aller Handbewegungen aus einer Ausgangsstellung ermöglicht.

Der Unterarm wird eng an den Körper angelegt, der Ellenbogen auf 90° flektiert und auf einen Behandlungstisch aufgelegt. Die Hand wird so gelegt, dass der Daumen nach oben zeigt. Sie soll wiederum frei überhängen und Bewegungsfreiheit haben.

Die Testperson führt die Hand mit dem Messgerät nach unten in die Ulnarduktion und dann nach oben in die Radialduktion.

Die Ziffernanzeige des Geräts ist dabei zur Seite ausgerichtet.

Besondere Ausweichbewegungen sind bei diesem Test nicht zu erwarten.

6.3 Hand: Ulnarduktion/Radialduktion

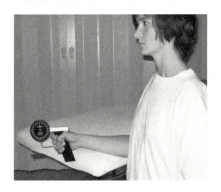

Ulnarduktion/Radialduktion
Ausgangsstellung Pluri-Hand

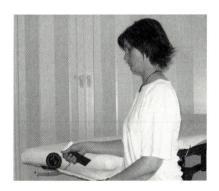

Ulnarduktion 35°

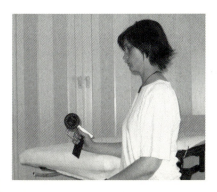

Radialduktion 30°

6.4 Hand: Supination/Pronation

6.4.1 Sup./Pron., Messung mit dem Goniometer

R: 90-0-80 (Supination/Pronation)

Die Messung von Supination/Pronation des Unterarms mit dem Goniometer erfolgt im Sitz mit 90° Flexion im Ellenbogen.
Der Unterarm wird eng an den Körper angelegt und der Ellenbogen auf einen Behandlungstisch aufgelegt. Die Testperson nimmt einen Stab oder Stift in die Hand, der beim Ablesen des Goniometers eine Hilfslinie darstellen soll.

Distanzpunkte
- gedachte horizontale Linie entlang der Auflagefläche
- der in der Hand gehaltene Stab

Drehpunkt
- Handmitte

Ausführung

Die Testperson greift den Stab oder Stift, wobei dieser nach oben zeigt.
Der Untersucher legt das Goniometer mit dem zweiten Schenkel auf die Unterlage.
Die Testperson dreht die Hand mit dem Stab in Supination, während der Untersucher das Goniometer exakt mitführt.
Die Testperson führt eine volle Pronation aus, wobei der Ellenbogen nicht vom Körper entfernt wird.
Der Untersucher führt dabei den Messschenkel des Goniometers mit.

6.4 Hand: Supination/Pronation

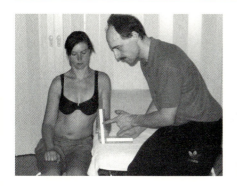

Supination/Pronation
Nullstellung

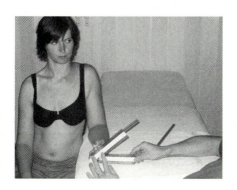

Supination 90°

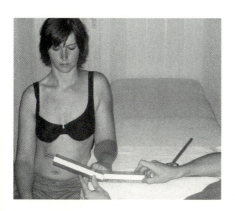

Pronation 80°

6.4.2 Sup./Pron., Messung mit dem Spezial-Inklinometer

R: 90-0-80 (Supination/Pronation)

Die Messung von Supination/Pronation des Unterarms erfolgt idealerweise mit dem Messgerät Pluri-Hand, welches die Messung aller Handbewegungen aus einer Ausgangsstellung ermöglicht.

Der Unterarm wird eng an den Körper angelegt, der Ellenbogen auf 90° flektiert und auf einen Behandlungstisch aufgelegt. Die Hand soll frei überhängen.

Ausführung

Die Testperson greift das Gerät, wobei der Daumen nach oben steht. Das Gerät zeigt mit dem Zifferblatt nach vorne zum Untersucher.

Die Testperson führt eine volle Supination und später eine volle Pronation aus, wobei der Ellenbogen nicht vom Körper entfernt wird.

6.4 Hand: Supination/Pronation

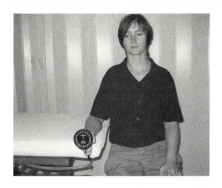

Supination/Pronation
Nullstellung

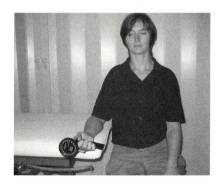

Supination 90°

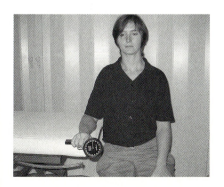

Pronation 80°

6.5 Finger: Extension/Flexion

6.5.1 Finger Ext./Flex., Messung mit dem Fingergoniometer

S: 30-0-80 (Extension/Flexion Grundgelenke (MCP), S: 0-0-100 PIP, S: 0-0-90 DIP)

Die Beweglichkeit der Fingergelenke wird am einfachsten mit einem speziellen Fingergoniometer (Pluri-Dig) gemessen. Das Fingergoniometer kann aufgrund seiner Konstruktion einfach auf die Dorsalseite des Gelenks aufgesetzt werden. Es kann sowohl die Flexion als auch die Extension bis 20° messen.

Ausführung

Zur Messung des Fingergrundgelenks wird das Fingergoniometer auf der Dorsalseite auf das Gelenk gesetzt und so eingestellt, dass es direkt anliegt. Nun wird der zu messende Finger bei anliegendem Messgerät in maximale Extension und Flexion geführt.
Nach dem gleichen Prinzip wird auch für das proximale und distale Interphalangealgelenk verfahren, wobei hier meist keine oder nur geringe Extensionsmobilität vorhanden ist.

6.5 Finger: Extension/Flexion

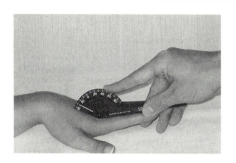

Fingergrundgelenk (MCP)
Extension 30°

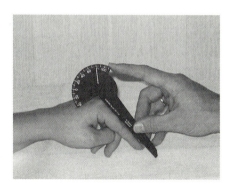

Fingergrundgelenk (MCP)
Flexion 80°

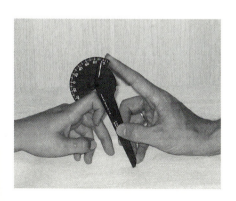

Prox. Interphalangealgelenk (PIP) Flexion 100°

7.1	**Funktionstests am Hüftgelenk**	**114**
7.1.1	Thomas-Handgriff	114
7.1.2	Funktionskreis Hüfte	116
7.2	**Hüftgelenk: Extension/Flexion**	**118**
7.2.1	Hüfte Ext./Flex., Messung mit dem Goniometer	118
7.2.2	Hüfte Flex., Messung mit dem Inklinometer	120
7.2.3	Hüfte Ext., Messung mit dem Inklinometer	122
7.3	**Hüftgelenk: Abduktion/Adduktion**	**124**
7.3.1	Hüfte Abd./Add., Messung mit dem Goniometer	124
7.3.2	Hüfte Abd./Add. im Stand mit Spezial-Goniometer	126
7.3.3	Hüfte Abd., Messung mit dem Maßband	128
7.4	**Hüftgelenk: Außenrotation/ Innenrotation**	**130**
7.4.1	Hüfte Rot., Messung mit dem Goniometer bei gestrecktem Hüftgelenk	130
7.4.2	Hüfte Rot., Messung mit dem Inklinometer bei gestrecktem Hüftgelenk	132

7

Tests und Messungen an der Hüfte

7.1 Funktionstests am Hüftgelenk

7.1.1 Thomas-Handgriff

Der Thomas-Handgriff dient zur Schnelluntersuchung einer möglichen Hüftbeugekontraktur (Streckhemmung) eines Hüftgelenks durch Flexion der gegenseitigen Hüfte.

Ausführung

Der Untersucher umfasst das Kniegelenk derjenigen Seite, die nicht untersucht werden soll, und führt das Bein in eine maximale Hüftflexion.
Dabei hält er eine Hand unter die Lendenwirbelsäule, um festzustellen, wann das Becken mitbewegt.
Das zu untersuchende Bein liegt gestreckt auf der Unterlage und sollte bei diesem Test erst ganz am Ende der Bewegung (deutlich nachdem die Lendenwirbelsäule auf die Hand des Untersuchers gedrückt wurde) leicht angehoben werden. Bei frühzeitiger Anhebung gilt der Test als positiv. Somit liegt eine eingeschränkte Extensionsfähigkeit (Streckhemmung) der Hüfte vor.
Der Test gilt als negativ, wenn trotz Andrücken der Lendenwirbelsäule an die Hand des Untersuchers noch keine Mitbewegung des zu untersuchenden Beines stattfindet.

7.1 Funktionstests am Hüftgelenk

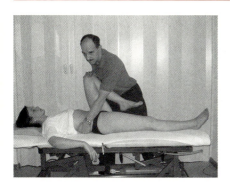

Thomas-Handgriff Ausgangsstellung

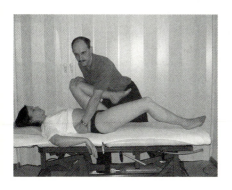

Frühzeitiges Anheben des untersuchten Beines: Test positiv

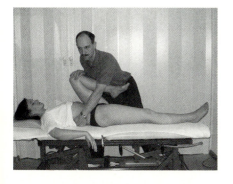

Thomas-Handgriff Endstellung: Test negativ

7.1.2 Funktionskreis Hüfte

Der Funktionskreis Hüfte ©AGFK-gGmbH dient zur Schnell-Analyse von muskulär bedingten Funktionseinschränkungen des Hüftgelenks.
Entwickelt wurde dieser Funktionstest von einem Instruktorenteam für Brüggertherapie (AGFK), basierend auf Vorarbeiten von Brügger.
Die Testperson liegt in Rückenlage. Der Untersucher führt eine kreisförmige Bewegung des Hüftgelenks aus:
- Der innere Kreis zeigt eingelenkige Muskeln des Hüftgelenks.
- Der äußere Kreis zeigt zweigelenkige Muskel des Hüftgelenks.

Ausführung

Der Untersucher beugt das Hüftgelenk an und führt das Bein kreisförmig:
- in transversale Abduktion
- in Abduktion
- in Extension
- in transversale Adduktion.

Anschließend können Einzelkomponenten mit gestrecktem Kniegelenk oder anderen Bewegungskomponenten ergänzt werden, um bestimmte Muskeln auszutesten.
Bei diesem Schnelltest für die Hüftgelenksmuskulatur kann auf der kreisförmigen Abbildung des Funktionskreises abgelesen werden, welche Muskeln für die jeweilige Bewegungsbehinderung in Frage kommen.

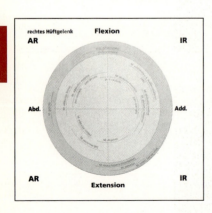

Bewegungsbehindernde Muskeln Hüftgelenk

7.1 Funktionstests am Hüftgelenk

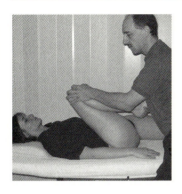

Ausführung rechtes Hüftgelenk max. Flexion

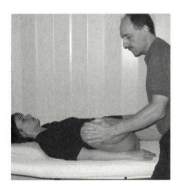

Rechtes Hüftgelenk Flexion/Abduktion

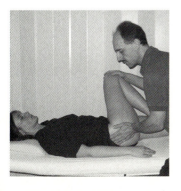

Adduktion aus Flexion (Ende des Funktionskreises)

7.2 Hüftgelenk: Extension/Flexion

7.2.1 Hüfte Ext./Flex., Messung mit dem Goniometer

S: 10-0-140 (Extension/Flexion in der Sagittalebene)

Die Messung der Hüftflexion erfolgt in Rückenlage aus Neutral-Null-Stellung.

Distanzpunkte
- lateraler Kniegelenkspalt
- Akromion

Drehpunkt
- Hüftgelenk von lateral

Ausführung

Das Goniometer wird lateral am Becken angelegt und die Messschenkel in Richtung der Distanzpunkte ausgerichtet. Der Drehpunkt des Goniometers wird lateral am Becken und kranial des Trochanter major angelegt.
Der Untersucher steht auf der zu testenden Seite und fixiert mit einer Hand das Goniometer, während er das Bein beugen lässt.
Die Messung der Hüftextension erfolgt in Bauchlage aus Neutral-Null-Stellung. Aufgrund der unzureichenden Fixationsmöglichkeit des Beckens während der Extension ist die Messung nicht sehr zuverlässig.
Alternativ kann der Thomas-Handgriff angewandt werden (☞ Kap. 7.1.1).

7.2 Hüftgelenk: Extension/Flexion

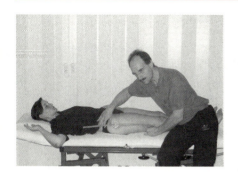

Flexion Ausgangsstellung

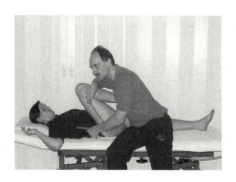

Flexion 140°

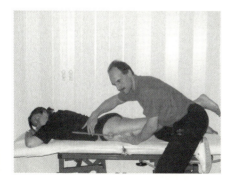

Extension 10°

7.2.2 Hüfte Flex., Messung mit dem Inklinometer

S: 10-0-140 (Extension/Flexion in der Sagittalebene)

Die Messung der Hüftflexion erfolgt in Rückenlage aus Neutral-Null-Stellung. Vorzugsweise wird die Messung mit dem Inklinometer durchgeführt, da ein für das Goniometer geeigneter zweiter Messschenkel nicht gefunden werden kann.

Ausführung

Das Inklinometer wird ventral am distalen Femur angelegt und ggf. auf Null gestellt. Der Untersucher steht auf der zu testenden Seite der Testperson und fixiert mit einer Hand das Inklinometer, während er das Bein beugt.

7.2 Hüftgelenk: Extension/Flexion

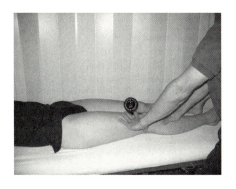

Flexion Ausgangsstellung

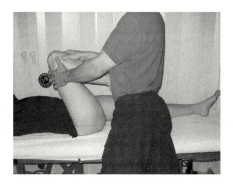

Flexion 140°

7.2.3 Hüfte Ext., Messung mit dem Inklinometer

S: 10-0-140 (Extension/Flexion in der Sagittalebene)

Die Messung der Hüftextension erfolgt in Bauchlage aus Neutral-Null-Stellung. Vorzugsweise wird die Messung mit dem Inklinometer durchgeführt, da ein für das Goniometer geeigneter zweiter Messschenkel nicht gefunden werden kann.

Ausführung

Das Inklinometer wird dorsal am distalen Femur angelegt und ggf. auf Null gestellt. Der Untersucher steht auf der zu testenden Seite (auf der Abb. ist zur besseren Darstellung die Gegenseite gezeigt) und fixiert mit einer Hand das Becken von dorsal, während er mit der anderen Hand das Inklinometer fixiert und das Bein mit Hilfe der Testperson anhebt.

7.2 Hüftgelenk: Extension/Flexion

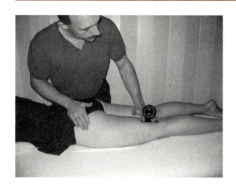

Extension Ausgangsstellung

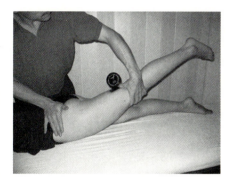

Extension 10°

7.3 Hüftgelenk: Abduktion/Adduktion

7.3.1 Hüfte Abd./Add., Messung mit dem Goniometer

F: 45-0-30 (Abduktion/Adduktion in der Frontalebene)

Die Messung der Hüftabduktion erfolgt in Rückenlage aus Neutral-Null-Stellung. Vorzugsweise wird diese Messung mit einem Goniometer mit langen Messschenkeln durchgeführt.

Distanzpunkte
- Patellamitte
- gegenseitiges Hüftgelenk

Drehpunkt
- Hüftgelenk (Tastpunkt ist die Pulstaststelle der A. femoralis)

Ausführung

Das Goniometer wird mit dem Drehpunkt auf die Pulstaststelle der A. femoralis aufgelegt. Der eine Schenkel zeigt zum Hüftgelenk der Gegenseite, der andere zur Patella.
Das Bein wird in Abduktion und Adduktion geführt.

7.3 Hüftgelenk: Abduktion/Adduktion

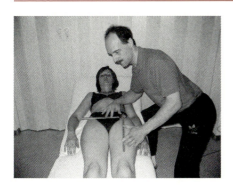

Abduktion/Adduktion
Ausgangsstellung

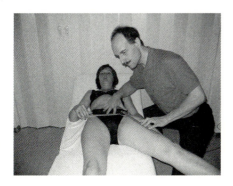

Abduktion 45°

7.3.2 Hüfte Abd./Add. im Stand mit Spezial-Goniometer

F: 45-0-30 (Abduktion/Adduktion in der Frontalebene)

Die Messung der Hüftabduktion kann sehr gut im Stand aus der Neutral-Null-Stellung ausgeführt werden. Voraussetzung ist allerdings die volle Belastbarkeit der Testperson (z.B. postoperativ zu beachten).
Dabei wird entweder ein Goniometer mit langem Schenkel oder die Beckenwaage mit Goniometer eingesetzt.

Distanzpunkte
- Patellamitte
- gegenseitiges Hüftgelenk

Drehpunkt
- Hüftgelenk (Tastpunkt ist die Pulstaststelle der A. femoralis)

Ausführung

Die Testperson stellt sich in mäßig (nicht maximal) abduzierte Position. Das Goniometer wird mit dem Drehpunkt auf die Pulstaststelle der A. femoralis aufgelegt. Der eine Schenkel zeigt zum Hüftgelenk der Gegenseite, der andere zur Patella. Bei Einsatz eines Goniometers mit Beckenwaage wird diese auf das Becken aufgelegt und von der Testperson fixiert.
Die Testperson wird nun aufgefordert, das Becken zur Gegenseite zu verschieben und absinken zu lassen. Das Becken muss dabei weiterhin in der Frontalebene eingestellt bleiben.
Die Messung der Adduktion erfolgt durch Überkreuzen des Beines vor dem Bein der Gegenseite.

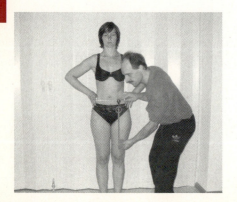

Abduktion Ausgangsstellung Stand mit Beckenwaage

7.3 Hüftgelenk: Abduktion/Adduktion

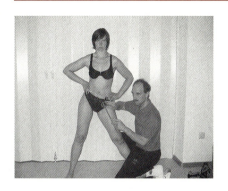

Abduktion 45°

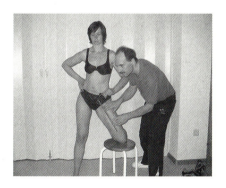

Abduktion mit flektiertem Kniegelenk

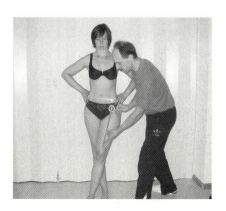

Adduktion 30°

7.3.3 Hüfte Abd., Messung mit dem Maßband

Die Messung der Hüftabduktion kann auch mit dem Maßband durchgeführt werden. Es kann so eine Messung mit gestreckten Beinen aus Rückenlage und eine Messung bei flektierter Hüfte in Rückenlage und im Sitz ausgeführt werden.

Ausführung

Sitz
Die Testperson sitzt auf einem Stuhl mit nach vorne gekipptem Becken (Nullstellung des Beckens mit 90° Flexion im Hüftgelenk).
Die Testperson führt die Beine und Füße maximal nach außen. Das Maßband wird rechts und links an das Tuberculum add. des Femur gehalten und der Wert abgelesen.

Rückenlage
Die Testperson wird aufgefordert, die Beine aus der Nullstellung heraus nach außen zu bewegen. Der Untersucher misst den Abstand vom rechten zum linken Tuberculum add. des Femur.
Dieser Test wird nicht in 90° Hüftflexion ausgeführt und ist daher nicht mit der Messung im Sitzen vergleichbar.

Rückenlage mit gestreckten Beinen
Die Testperson wird aufgefordert, beide Beine gleichzeitig mit Extension der Knie nach außen zu führen. Der Untersucher assistiert dabei, indem er das Gewicht abnimmt. Gemessen wird der Abstand der Innenknöchel.

7.3 Hüftgelenk: Abduktion/Adduktion

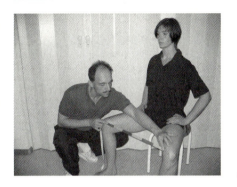

Abduktion im Sitz

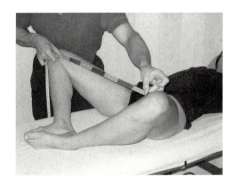

Abduktion aus Rückenlage,
Beine angestellt

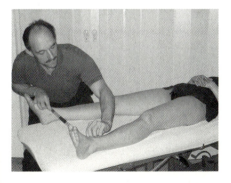

Abduktion Beine gestreckt

7.4 Hüftgelenk: Außenrotation/Innenrotation

7.4.1 Hüfte Rot., Messung mit dem Goniometer bei gestrecktem Hüftgelenk

R: 45-0-35 (Außenrotation/Innenrotation)

Die Testperson befindet sich in Bauchlage, ein Bein 90° im Kniegelenk gebeugt, das Hüftgelenk befindet sich in Rotationsnullstellung.
Der Untersucher steht neben der Behandlungsbank auf der zu messenden Seite und fixiert das Goniometer von kaudal am Kniegelenk.

Distanzpunkte
- Außenrand Behandlungsliege
- Mitte des Fußgelenks

Drehpunkt
- Mitte Kniegelenk

Ausführung

Der Referenzschenkel des Goniometers wird parallel zur Behandlungsbank ausgerichtet oder dort aufgelegt.
Der Unterschenkel wird nach innen (Außenrotation) und außen (Innenrotation) bewegt.
Falls erforderlich muss die Hüfte gegen ein Anheben fixiert werden.

7.4 Hüftgelenk: Außenrotation/Innenrotation

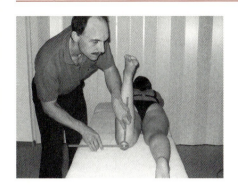

Rotation Ausgangsstellung

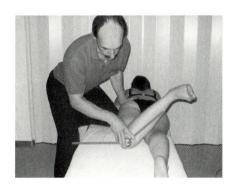

Außenrotation 45°

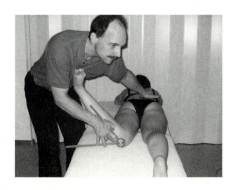

Innenrotation 35°

7.4.2 Hüfte Rot., Messung mit dem Inklinometer bei gestrecktem Hüftgelenk

R: 45-0-35 (Außenrotation/Innenrotation)

Die Testperson liegt in Bauchlage, ein Bein 90° im Kniegelenk gebeugt, das Hüftgelenk befindet sich in Rotationsnullstellung.
Der Untersucher steht neben der Behandlungsbank auf der zu messenden Seite und fixiert das Inklinometer proximal des Außenknöchels.

Ausführung

Nun bewegt der Untersucher das Bein in die Außenrotation im Hüftgelenk, also den Fuß über das gegenseitige Bein. Dabei ist zu beachten, dass das Knie nicht seitlich wegrutscht. Falls erforderlich muss die Hüfte gegen ein Anheben fixiert werden.
Anschließend wird das Bein in die Innenrotation bewegt, der Fuß also nach außen. Auch hier kann es zum Anheben der Hüfte kommen, welche in diesem Fall fixiert werden muss.

7.4 Hüftgelenk: Außenrotation/Innenrotation

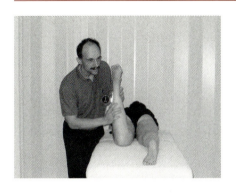

Rotation Ausgangsstellung

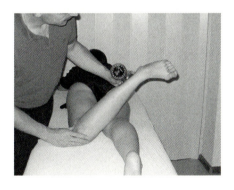

Außenrotation 45°

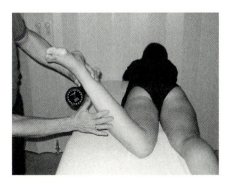

Innenrotation 35°

8

Tests und Messungen am Knie

8.1	**Kniegelenk: Funktionstests am Kniegelenk**	**136**
8.1.1	Knie Ext./Flex., Rot., Bänder- und Menisken Funktionstests 1	136
8.1.2	Knie Ext./Flex., Rot., Bänder- und Menisken Funktionstests 2	138
8.2	**Kniegelenk: Flexion/Extension**	**140**
8.2.1	Knie Ext./Flex., Messung mit dem Goniometer	140
8.2.2	Knie Ext./Flex., Messung mit dem Inklinometer	142
8.3	**Kniegelenk: Rotation**	**144**
8.3.1	Knie Rot. in 90° Knieflexion, Messung mit dem Goniometer	144
8.3.2	Knie Rot. in 90° Knieflexion, Messung mit dem Inklinometer	146

8.1 Kniegelenk: Funktionstests am Kniegelenk

8.1.1 Knie Ext./Flex., Rot., Bänder- und Menisken Funktionstests 1

Vor der Messung der Kniebeweglichkeit werden Funktionstests durchgeführt, damit spätere Überlastungen von Gelenkstrukturen bzw. Fehlinterpretationen von Minderbeweglichkeiten vermieden werden.

Folgende Funktionen werden getestet:
- Extension/Flexion
- Außenrotation/Innenrotation, jeweils auch getestet während der passiv geführten Extension/Flexion
- laterale Stabilität
- vordere und hintere Schublade (ventrales und dorsales Gleiten des Tibiaplateaus)
- Rotation im Kniegelenk
- Mobilität der Patella

Test der Extension/Flexion

Ein Schnelltest für die Flexion und Extension wird aus der Rückenlage ausgeführt, wobei zunächst mit leichtem, später mit größerem Druck das Endgefühl in beide Richtungen getestet wird.

Test der lateralen Stabilität des Kniegelenks

Die seitliche Stabilität des Kniegelenks wird ebenfalls aus der Rückenlage getestet. Das Kniegelenk befindet sich dabei in Streckstellung. Nun wird einmal von innen (Test des Außenbandes) und einmal von außen (Test des Innenbandes) in Höhe des Gelenkspalts Druck ausgeübt. Der Fuß wird dabei von der zweiten Hand fixiert. Bei intakten Bändern darf es dabei zu keiner Bewegung kommen und kein Schmerz auftreten.

8.1 Kniegelenk: Funktionstests am Kniegelenk

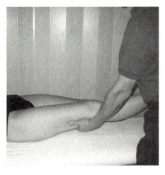

Test der Extensionsfähigkeit am Kniegelenk

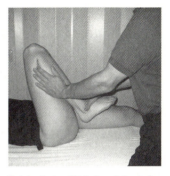

Test der Flexionsfähigkeit am Kniegelenk

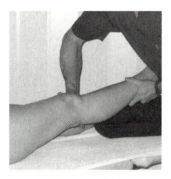

Test des Außenbandes am Kniegelenk

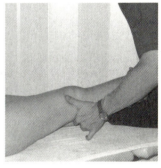

Test des Innenbandes am Kniegelenk

8.1.2 Knie Ext./Flex., Rot., Bänder- und Menisken Funktionstests 2

Weitere Funktionstests sind vor der Durchführung von Beweglichkeitsmessungen notwendig.

Test der vorderen Schublade

Der Untersucher führt bei in 90° flektiertem Kniegelenk einen Zug der Tibia nach ventral durch. Hierbei kommt es auch bei Normalbefund zu einem Gleiten der Tibia nach ventral von einigen Millimetern mit festem Endgefühl. Im Seitenvergleich müssen beide Gelenke dasselbe Gleitverhalten aufweisen. Getestet wird die Stabilität des vorderen Kreuzbandes.
Noch aussagekräftiger für das vordere Kreuzband ist der Lachmanntest, bei dem die zuvor beschriebene Testbewegung aus 20–30° flektiertem Kniegelenk durchführt wird.

Test der hinteren Schublade

Getestet wird das hintere Kreuzband. Der Untersucher führt aus derselben Ausgangsstellung einen Dorsalschub der Tibia aus. Hier darf es nur zu einer sehr geringen Bewegung kommen. Auch hier ist ein Vergleich zur Gegenseite sehr wichtig. Zur Beurteilung des hinteren Kreuzbandes kann auch das „Gravity-Sign" herangezogen werden. Dabei wird bei in Hüft- und Kniegelenk 90° flektiertem Bein beurteilt, ob die Tibia nach dorsal verschoben steht.

Test der Rotation

Der Test der Rotation des Kniegelenks nach innen und außen wird ebenfalls vor einer normalen Beweglichkeitsmessung ausgeführt. Ausgangsstellung ist wiederum das 90° flektierte Kniegelenk. Die Rotation wird mit leichtem Überdruck am Ende der Bewegung ausgeführt. Das Endgefühl muss fest sein. Ein Schmerz darf dabei nicht auftreten.
In einem zweiten Schritt kann die Rotation mit verstärktem Druck auf die Gelenkflächen von kaudal ausgeführt werden. Dabei wird erhöhter Druck auf die Menisken ausgeübt. Auch diese Bewegungen sollten im Normalfall schmerzfrei möglich sein. Ansonsten besteht ein Hinweis auf eine mögliche Schädigung eines Meniskus.

Konsequenz aus den Funktionstests

Falls bei den Funtionstests Bänderinstabilitäten festgestellt worden sind, sollten keine endgradigen Mobilitätsprüfungen in die Richtung der Instabilität ausgeführt werden. Falls ein Schaden an den Menisken vermutet werden muss, ist eine Mobilitätsuntersuchung nicht sinnvoll, da möglicherweise zeitweilige Einklemmungen bzw. starke reflektorische Schutzspannungen im Kniegelenk die Ergebnisse stark verfälschen könnten.
Wenn bei den Funktionstests des Kniegelenks Schmerzen auftreten oder Instabilitäten gefunden werden, sind unbedingt weitere diagnostische Maßnahmen durch den behandelnden Arzt erforderlich.

8.1 Kniegelenk: Funktionstests am Kniegelenk

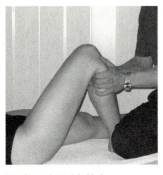

Test der vorderen Schublade

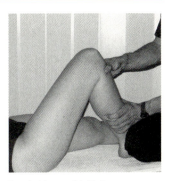

Test der hinteren Schublade

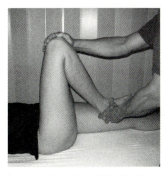

Test der Außenrotationsfähigkeit im Kniegelenk

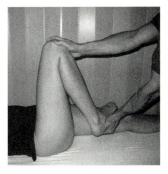

Test der Innenrotationsfähigkeit im Kniegelenk

8.2 Kniegelenk: Flexion/Extension

8.2.1 Knie Ext./Flex., Messung mit dem Goniometer

S: 10-0-150 (Extension/Flexion in der Sagittalebene)

Die Messung der Knieflexion bzw. -extension mit dem Goniometer erfolgt in Rückenlage in Neutral-Null-Stellung.

Distanzpunkte sind:
- Trochanter major
- Außenknöchel

Drehpunkt
- Mitte der Femurkondylen

Ausführung

Das Goniometer wird lateral am Kniegelenk angelegt. Der Untersucher steht neben der Behandlungsbank auf der zu untersuchenden Seite. Er fixiert mit beiden Händen die Messschenkel des Goniometers. Das Knie wird flektiert.
Zur Messung der Extension im Kniegelenk wird das Knie auf der Bank fixiert, während Unterschenkel und Fuß von der Behandlungsbank abgehoben werden.

8.2 Kniegelenk: Flexion/Extension

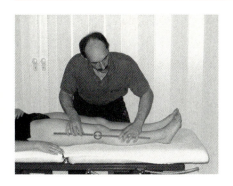

Extension/Flexion
Ausgangsstellung

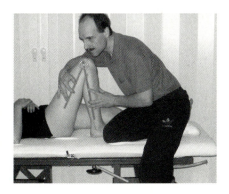

Flexion 150°

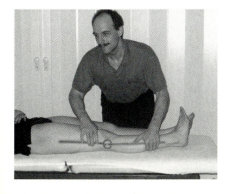

Extension 10°

8.2.2 Knie Ext./Flex., Messung mit dem Inklinometer

S: 10-0-140 (Extension/Flexion in der Sagittalebene)

Die Messung der Knieflexion bzw. -extension erfolgt in Bauchlage in Neutral-Null-Stellung.
Vorzugsweise wird die Messung mit dem Inklinometer durchgeführt. Die Messung mit einem Goniometer ist jedoch ebenfalls möglich.

Ausführung (beschrieben mit dem Inklinometer)

Das Inklinometer wird dorsal am distalen Unterschenkel angelegt und ggf. auf Null gestellt. Der Untersucher steht am Fußende der Behandlungsbank auf der zu untersuchenden Seite.
Er fixiert mit einer Hand das Knie auf der Behandlungsbank, während er mit der anderen Hand das Inklinometer hält und im Kniegelenk beugen lässt.
Die Messung einer Extension im Kniegelenk über die Nullstellung hinaus erfolgt aus Rückenlage.
Der Messwert ist nur bei deutlicher Hyperextension von Bedeutung. In diesem Fall kann das Inklinometer an der Tibia angelegt werden, während der Untersucher die Ferse von der Unterlage abhebt.

8.2 Kniegelenk: Flexion/Extension

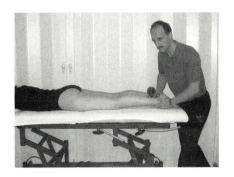

Flexion Ausgangsstellung

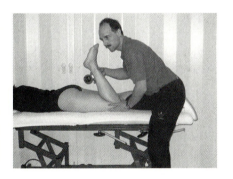

Flexion 150°

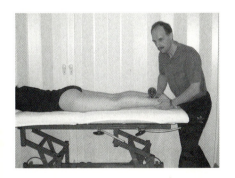

Extension 10°

8.3 Kniegelenk: Rotation

8.3.1 Knie Rot. in 90° Knieflexion, Messung mit dem Goniometer

R: 40-0-20 (Außenrotation/Innenrotation)

Die Testperson sitzt auf einem Stuhl mit den Füßen unter den Kniegelenken, vorzugsweise auf einem Therapiekreisel.

Distanzpunkte
- Spina iliaca ant. sup.
- Dig II

Drehpunkt
- Mitte Kniegelenk

Ausführung

Der Fuß wird nach außen gedreht, ohne andere Mitbewegungen zuzulassen. Der Untersucher führt den Messschenkel des Goniometers mit nach außen.
Der Untersucher blickt dabei von oben auf das zu messende Kniegelenk.
Die Messung der Innenrotation erfolgt in gleicher Weise.

 Tipps und Fallen

Eine Rotation im Kniegelenk ist nur in flektierter Stellung des Kniegelenks möglich. In gestreckter Stellung gibt es aufgrund der straffen Bandführung keine Rotationsbeweglichkeit.

8.3 Kniegelenk: Rotation

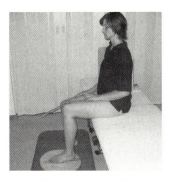

Fuß auf einem Therapiekreisel, Goniometer mit langen Messschenkeln

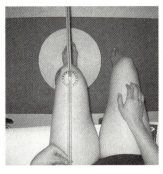

Nullstellung, langer Messschenkel zeigt über den 2. Zeh

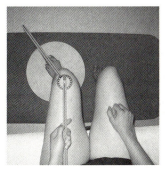

Außenrotation 40°

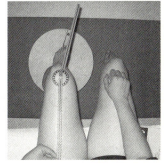

Innenrotation 20°

8.3.2 Knie Rot. in 90° Knieflexion, Messung mit dem Inklinometer

R: 40-0-20 (Außenrotation/Innenrotation)

Die Testperson liegt auf dem Rücken, die Beine sind mit einem Lagerungsblock unterlagert, sodass Knie- und Hüftgelenke 90° flektiert sind.
Die Kniegelenksrotation wird vorzugsweise mit dem Inklinometer gemessen, kann aber ebenso mit dem Goniometer durchgeführt werden.

Ausführung (hier mit dem Inklinometer rechter Fuß)

Der Therapeut steht seitlich der Behandlungsbank und fixiert das Inklinometer am lateralen Fußaußenrand. Das Inklinometer wird auf Null gestellt. Das Kniegelenk wird aus der Rotationsnullstellung in die Außenrotation bewegt.

 Tipps und Fallen

In gestreckter Stellung des Kniegelenks ist keine Rotation möglich!

Ebenso wird die Messung der Innenrotation ausgeführt.

8.3 Kniegelenk: Rotation

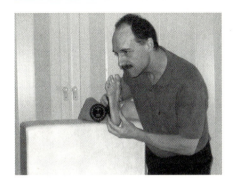

Kniegelenk Rotationsmessung Ausgangsstellung

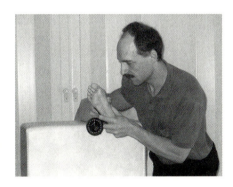

Außenrotation 40°

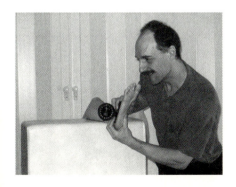

Innenrotation 20°

9.1	**Fuß: Dorsalextension/Plantarflexion**	150
9.1.1	Dorsalext./Plantarflex., Messung mit dem Goniometer	150
9.1.2	Dorsalext./Plantarflex., Messung mit dem Inklinometer	152
9.2	**Fuß: Supination/Pronation**	154
9.2.1	Sup./Pron., Messung mit dem Goniometer	154
9.2.2	Sup./Pron., Messung mit dem Inklinometer	156

9

Tests und Messungen am Fuß

9.1 Fuß: Dorsalextension/Plantarflexion

9.1.1 Dorsalext./Plantarflex., Messung mit dem Goniometer

S: 30-0-50 (Extension/Flexion in der Sagittalebene)

Die Testperson sitzt auf einem Hocker, der Fuß steht in Nullstellung unterhalb des Kniegelenks.

Distanzpunkte
- Caput fibulae
- parallel zum Os metatarsale V etwas kranial

Drehpunkt
- ein Querfinger distal des Außenknöchels

Ausführung

Der Untersucher kniet vor der Testperson und legt das Goniometer von lateral an der Tibia und dem Fuß an. Die Testperson führt den Fuß nach hinten, sodass der gesamte Fuß einschließlich der Ferse noch auf dem Fußboden aufliegt.

Hilfreich bei dieser Messung kann ein Rollbrett sein, auf dem der Fuß nach hinten und vorne geführt wird.

Die Plantarflexion wird gemessen, indem die Testperson den Fuß soweit vorschiebt, dass die Fußsohle und die Zehen noch vollständigen Kontakt mit der Unterlage haben.

9.1 Fuß: Dorsalextension/Plantarflexion

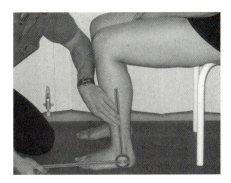

Dorsalextension/Plantarflexion Ausgangsstellung

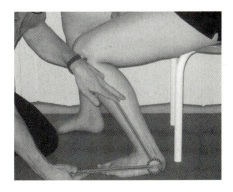

Dorsalextension 30°

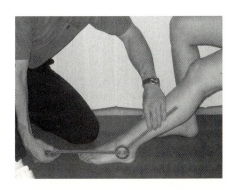

Plantarflexion 50°

9.1.2 Dorsalext./Plantarflex., Messung mit dem Inklinometer

S: 30-0-50 (Dorsalextension/Plantarflexion in der Sagittalebene)

Die Testperson sitzt auf einem Hocker, der Fuß steht in Nullstellung unterhalb des Kniegelenks.
Der Untersucher sitzt vor der Testperson und legt das Inklinometer oberhalb des oberen Sprunggelenks ventral an der Tibia an.

Ausführung

Die Testperson zieht den Fuß nach hinten, sodass der gesamte Fuß noch auf dem Fußboden aufliegt. Der Untersucher kann nun die Messung der Dorsalextension ablesen.
Falls vorhanden, kann ein Rollbrett zum Aufsetzen des Fußes verwendet werden.
Die Plantarflexion wird gemessen, indem die Testperson den Fuß so weit vorschiebt, dass die Fußsohle noch vollständigen Kontakt mit der Unterlage hat.

9.1 Fuß: Dorsalextension/Plantarflexion

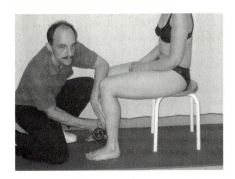

Dorsalextension/Plantarflexion Nullstellung

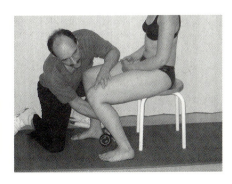

Dorsalextension 30°

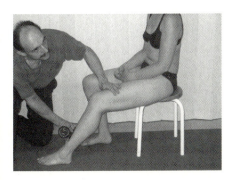

Plantarflexion 50°

9.2 Fuß: Supination/Pronation

9.2.1 Sup./Pron., Messung mit dem Goniometer

R: 25-0-55 (Supination/Pronation um eine Rotationsachse des Fußes)

Die Messung der Supination/Pronation des Fußes stellt eine Komplexbewegung dar. Die Gesamtbewegung des Fußes setzt sich aus mehreren Teilkomponenten zusammen:
- Inversion/Eversion im unteren Sprunggelenk (ca. 10° Beweglichkeit in beide Richtungen)
- Supination/Pronation im Vorfuß (ca. 45° Supination und 15° Pronation)

Distanzpunkte
- parallel zum Os fibulae
- parallel zur Fußauflage

Drehpunkt
- vom unteren Sprunggelenk nach lateral an die Fußaußenseite verschoben

Während einige Autoren versuchen, Messungen der Einzelkomponenten zu beschreiben, beschränken wir uns hier auf die funktionell relevante Kombinationsbewegung der beiden Teilbewegungen.

Ausführung (hier mit Goniometer)

Die Messung erfolgt im Sitz. Der Fuß steht senkrecht unter dem Kniegelenk. Das Goniometer wird entlang des distalen Unterschenkels lateral an der Tibia angelegt, sodass der zweite Messschenkel nach lateral zeigend auf der Unterlage aufliegt.

Die Messung der **Supination** erfolgt, indem die Testperson ihren Fuß nach außen verschiebt, ohne dass sich die Außenkante des Fußes abhebt (idealerweise auf einem Rollbrett).

Zur Messung der **Pronation** wird der Fuß maximal nach medial geführt, ohne dass der Großzeh abgehoben wird.

9.2 Fuß: Supination/Pronation

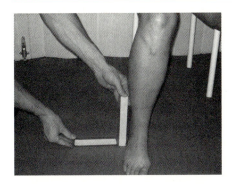

Supination/Pronation
Goniometer lateral

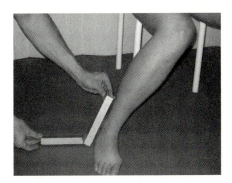

Supination 55°

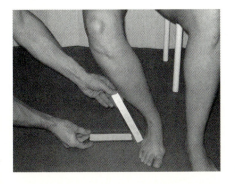

Pronation 25°

9.2.2 Sup./Pron., Messung mit dem Inklinometer

R: 55-0-25 (Supination/Pronation in der Frontalebene)

Die Gesamtbewegung des Fußes setzt sich aus mehreren Teilkomponenten zusammen:
- Inversion/Eversion im unteren Sprunggelenk (R: 10-0-10)
- Supination/Pronation im Vorfuß (R: 45-0-15)

Während einige Autoren versuchen, Messungen der Einzelkomponenten zu beschreiben, beschränken wir uns hier auf die funktionell relevante Kombinationsbewegung der beiden Teilbewegungen. Die Bewegung der Vorfußgelenke wird dabei als Rotationsbewegung des Vorfußes gegenüber dem Rückfuß ausgeführt. Die Gesamtbewegung stellt sich für den Untersucher als Bewegung in der Frontalebene dar.

Ausführung

Die Messung erfolgt im Sitz. Der Fuß steht senkrecht unter dem Kniegelenk. Das Inklinometer wird am distalen Unterschenkel medial an der Tibia angelegt und ggf. auf Null gestellt.

Der Fuß wird nun zur Messung der **Supination** maximal nach lateral geführt. Nützlich ist hier der Einsatz eines Rollbretts.

Die Messung der **Pronation** erfolgt analog durch Bewegung des Fußes nach innen. Bei beiden Bewegungen ist zu beachten, dass die Längsachse des Fußes weiterhin nach vorne zeigen muss.

9.2 Fuß: Supination/Pronation

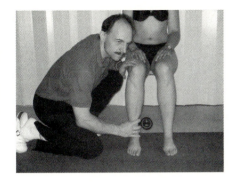

Supination/Pronation
Ausgangsstellung

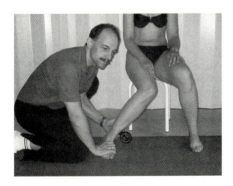

Supination 55°

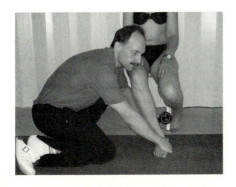

Pronation 25°

10

Tests und Messungen an der Wirbelsäule gesamt

10.1	**Funktionstests an Wirbelsäule und Rumpf**	**160**
10.1.1	Zahnrad-Test	160
10.1.2	Wirbelsäule Flex.	162
10.1.3	Wirbelsäule Ext., Beckenkippung, BWS Ext.	164
10.1.4	Wirbelsäule Lateralflex./Rot.	166
10.1.5	Finger-Boden-Abstand (FBA), FBA rechts/links	168
10.2	**Funktionstests am Sakroiliakalgelenk**	**170**
10.2.1	SIG-Vorlauftest und Rücklauftest	170
10.3	**Wirbelsäule: Rotation**	**172**
10.3.1	Rumpf Rot. in Rückenlage, Messung mit dem Inklinometer	172
10.3.2	Rumpf Rot. im Sitz, Messung mit dem Kopfaufsatz mit Kompass	174

10.1 Funktionstests an Wirbelsäule und Rumpf

10.1.1 Zahnrad-Test

Beim Zahnrad-Test (auch Th5-Wippen genannt) wird das harmonische Zusammenspiel der Extensions-/Flexionsbewegung der gesamten Wirbelsäule getestet. Während einer rhythmisch durchgeführten Bewegung von Th7 aus (früher mit Th5 beschrieben) werden die Teilbewegungen in den drei Körperabschnitten Becken, Thorax und Kopf/HWS beurteilt.

Ausführung

Die Testperson sitzt aufrecht. Der Untersucher steht seitlich und fixiert mit einer Hand und der Schulter desselben Arms von ventral die beiden Schultern der zu testenden Person. Die Testperson lehnt sich dabei leicht an die Hände des Untersuchers an. Mit der anderen Hand wird von dorsal aus rythmisch über Th7 eine Schubbewegung nach ventral-kranial ausgeübt.

Beobachtet wird dabei die Teilbewegung im LWS-/Hüftbereich (unteres Zahnrad), dem BWS-Bereich (mittleres Zahnrad) und der Mitbewegung des Kopfes. Die Minderbeweglichkeit eines Wirbelsäulenabschnittes gibt wichtige Hinweise auf Afferenzen.

Mit Hilfe des Zahnrad-Tests ist es möglich, Hypo-/Hypermobilitäten in den einzelnen Wirbelsäulenabschnitten zu identifizieren und somit einen Eindruck der Gesamtfunktion der Wirbelsäule zu erhalten.

Ursachen funktioneller Hypermobilität mit Schmerzen können dann häufig durch die Therapie der hypomobilen Abschnitte der Wirbelsäule erfolgreich therapiert werden.

Dokumentiert wird jeweils für die drei Körperabschnitte mit einer Bewertungs-Skala von 3 Plus- bis zu 3 Minus-Zeichen:

+++ stark überbeweglich
++ mäßig überbeweglich
+ leicht überbeweglich
0 normal beweglich
− leicht unterbeweglich
− − mittelstark unterbeweglich
− − − sehr stark unterbeweglich

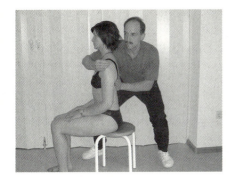

Zahnrad-Test Ausgangsstellung Hand auf Th7

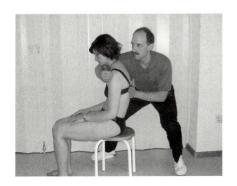

Zahnrad-Test max. Flexion

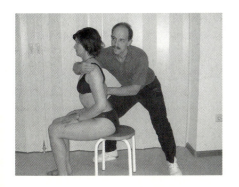

Zahnrad-Test max. Extension

10.1.2 Wirbelsäule Flex.

Der Test der WS-Flexion erfolgt im Sitz.

Ausführung
Die sitzende Testperson wird aufgefordert, langsam ihre Hände entlang der Oberschenkel nach vorne zu schieben. Die Wirbelsäule soll dabei eine harmonische Rundung ergeben.
Bei auftretenden Schmerzen kann die Testperson jederzeit den Test unterbrechen und sich mit den Händen an den Beinen festhalten.

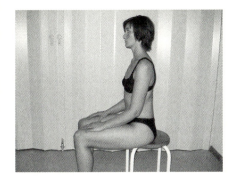

WS-Flexion Ausgangsstellung Sitz

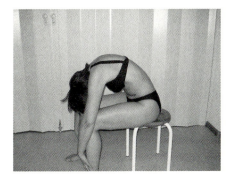

WS-Flexion Endstellung

10.1.3 Wirbelsäule Ext., Beckenkippung, BWS Ext.

Der Test der WS-Extensionsfähigkeit erfolgt im Sitz in zwei Teilen.

Beckenkippung

Der Untersucher stellt ein Bein auf einen zweiten Hocker. Die Testperson hält die Hände im Nacken, beide Ellenbogen sind vorgestreckt.

Der Untersucher hält beide Ellenbogen mit seinem Unterarm und führt mit der anderen Hand das Becken durch leichten Druck auf das Sakrum in die Beckenkippung.

BWS-Extension

Der Untersucher hält weiterhin die Ellenbogen der Testperson mit seinem Unterarm und führt diese auf sein Bein gestützt nach vorne. Die zweite Hand gibt leichten Druck auf die BWS, während diese in Extension bewegt.

Ausweichbewegungen müssen bei diesen Bewegungen i.d.R. nicht beachtet werden.

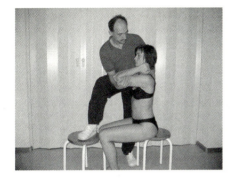

Test der WS-Extensionsfähigkeit Ausgangsstellung

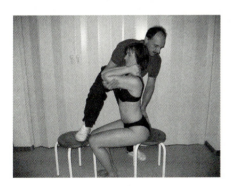

Test der Beckenkippung

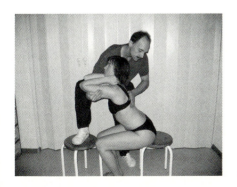

Test der BWS-Extension

10.1.4 Wirbelsäule Lateralflex./Rot.

Der Test der WS-Lateralflexion und -Rotation erfolgt im Sitz.

Test der Lateralflexion

Die Testperson hält die Hände im Nacken verschränkt. Der Untersucher steht seitlich neben der Testperson und hält einen Ellenbogen und das gegenseitige Becken. Nun führt er durch eine Bewegung des Ellenbogens nach kranial und ein Heben des Beckens der Gegenseite eine intensive Lateralflexion aus.

Die Bewegung wird nach beiden Sieten ausgeführt und auf den Bewegungsausschlag hin beurteilt.

Durch die Art der Ausführung bleibt die Testperson in einer stabilen Gleichgewichtslage. Fallverhindernde Aktivitäten der Muskulatur, die die Bewegung behindern könnten, treten nicht auf.

Rotation der Wirbelsäule

Die Testperson hält die Hände im Nacken. Der Untersucher steht hinter ihr und hält deren Schulter. Die Testperson führt langsam eine horizontale Bewegung der Ellenbogen nach beiden Seiten aus. Der Untersucher beurteilt dabei das Bewegungsausmaß.

10.1 Funktionstests an Wirbelsäule und Rumpf

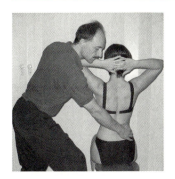

WS-Lateralflexion Ausgangsstellung

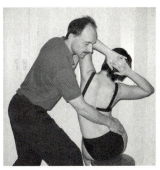

WS-Lateralflexion Endstellung

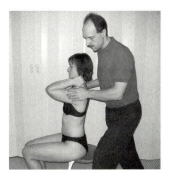

WS-Rotation Ausgangsstellung

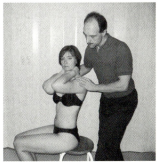

WS-Rotation Endstellung

10.1.5 Finger-Boden-Abstand (FBA), FBA rechts/links

0 cm, Maßband

Der Finger-Boden-Abstand beurteilt die Gesamtbeweglichkeit von Wirbelsäule und Hüfte/Becken in der Sagittalebene. Gemessen wird der Abstand der Fingerspitzen zum Boden in Zentimetern bei maximaler Beugung des Rumpfes nach vorne.

Ausführung

Die Testperson wird aufgefordert, die Fingerspitzen zum Boden zu führen. Gemessen wird der verbleibende Abstand zwischen Boden und Fingerspitzen.
Die Knie dürfen nicht angewinkelt werden.
Dokumentation: FBA 5 cm

Tipps und Fallen

Bei sehr beweglichen Testpersonen kommt es vor, dass ein Bewegungsausmaß < 0 erreicht würde. Stellen Sie daher diese Personen auf eine 10-15 cm hohe Stufe und geben dies bei der Dokumentation an.

Die Messung des seitlichen Finger-Boden-Abstandes rechts/links beurteilt die Lateraflexion der Wirbelsäule in der Frontalebene.
Der Test wird im Stand ausgeführt. Die Messung erfolgt auch hier mit einem Maßband.
Die Werte schwanken je nach Körpergröße und individuellen Körperproportionen wie Arm-, Rumpf- und Beinlänge. Relevant ist hier der Seitenvergleich.

Ausführung

Stand, Füße hüftbreit auseinander
Die Testperson wird aufgefordert, die Fingerspitzen seitlich am Bein herunter zu schieben. Der Untersucher misst den Abstand der Fingerspitzen zum Boden, einmal rechts und einmal links.
Der Oberkörper muss immer exakt in der Frontalebene bleiben. Der Untersucher muss darauf achten, ob Rotation oder Flexion ausgeführt werden und muss diese ggf. korrigieren.
Dokumentation: FBA rechts/links 8/2 cm

10.1 Funktionstests an Wirbelsäule und Rumpf

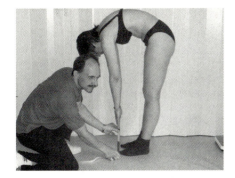

Finger-Boden-Abstand

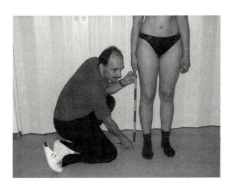

Finger-Boden-Abstand seitlich, Ausgangsstellung

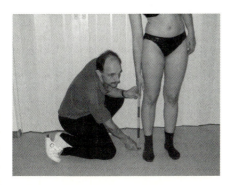

Finger-Boden-Abstand seitlich, Messung rechte Seite

10.2 Funktionstests am Sakroiliakalgelenk

10.2.1 SIG-Vorlauftest und Rücklauftest

SIG-Vorlauftest (Standing-Flexion-Test)
Der Test beurteilt die Mobilität im Sakroiliakalgelenk (SIG) während der Beugung des Rumpfes nach vorne.
Dabei wird getastet, ob sich die Spinae iliaca post. sup. auf beiden Seiten gleichmäßig mit nach oben bewegen, wenn die Testperson sich beugt.

Ausführung
Die Testperson steht hüftbreit und wird aufgefordert, sich langsam vorne herunter zu beugen. Der Untersucher hat seine Hände auf dem Beckenkamm und die Daumen an den Spinae iliaca post. sup. Wenn auf einer Seite das Os ilium und mit ihm auch die Spina schneller mitgeht als auf der Gegenseite, ist der Vorlauf-Test positiv. Die Mobilität des Beckens ist dann auf dieser Seite eingeschränkt.
Der Test ist bei Affektionen des SIG positv sowie bei Kontrakturen bestimmter Muskeln, z.B. des M. gluteus max., des M. piriformis oder des M. latissimus dorsi.

SIG-Rücklauftest (Spine-Test)
Der Test beurteilt, ob im Stand eine Dysfunktion des Sakroiliakalgelenks beim Heben eines Beines vorliegt.

Ausführung
Die Testperson steht auf einem Bein. Der Untersucher tastet die beiden Spinae iliaca post. sup., während die Testperson das eine Bein weiter anhebt und nach vorne schiebt. Unter Normalbedingungen sinkt die Spina der untersuchten Seite deutlich ab. Falls dies nicht oder nur wenig geschieht, liegt ein Hinweis auf eine Dysfunktion vor.

10.2 Funktionstests am Sakroiliakalgelenk

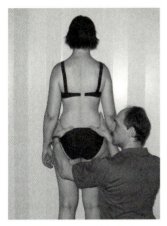

SIG-Vorlauftest Ausgangsstellung, Daumen an den Spinae iliaca post. sup.

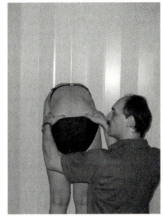

SIG-Vorlauftest, Beobachtung der Spinae iliaca post. sup.

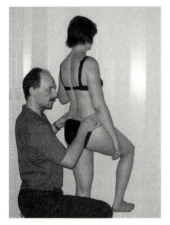

SIG-Rücklauftest (Spine-Test) Startphase

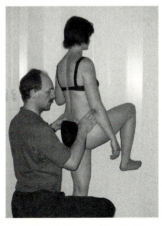

SIG-Rücklauftest (Spine-Test) Endstellung

10.3 Wirbelsäule: Rotation

10.3.1 Rumpf Rot. in Rückenlage, Messung mit dem Inklinometer

R: 60-0-60 (Rotation links/rechts)

Die Rotation des Rumpfes kann im Sitz oder in Rückenlage gemessen werden. Sie stellt eine funktionelle Kombinationbewegung zwischen Schultergürtel und Beckengürtel dar. Es kommt dabei zu Teilbewegungen des Schultergürtels, der Brust- und Lendenwirbelsäule und auch des Beckens.

Zur Messung im Sitz ist ein langschenkeliges Goniometer oder ein Helm mit Kompass erforderlich.

Zur Messung aus Rückenlage ist ein Inklinometer erforderlich.

Erläuterung zur Standardbeweglichkeit

Die Rotationsfähigkeit der Brust- und Lendenwirbelsäule wird allgemein mit 30–45 ° in beide Richtungen angegeben. Eine exakte Messung ist hier nur mit aufwändigen Röntgenverfahren möglich.

Die hier dargestellten Testverfahren weisen deutlich höhere Werte in der Beweglichkeit auf, da zusätzlich zur reinen Wirbelsäulenbeweglichkeit die Thoraxelastizität, Schultergürtel- und Beckenmobilität in ihrer Gesamtheit einschließlich der muskulären Komponenten einbezogen werden.

Ausführung

Die Testperson legt sich in Rückenlage auf eine Behandlungsliege und rutscht mit ihrem Becken eine halbe Beckenbreite zur Seite. Diese Stellung ist notwendig, damit die Drehachse in der Rotationsendstellung der normalen Rotationsachse entspricht.

Die Testperson legt nun ein Holzbrettchen oder ein großes schmales Buch zwischen die Knie und lässt die Beine zur Seite kippen. Die Knie bleiben dabei fest aneinander gedrückt. Der Untersucher fixiert die gegenseitige Schulter, falls diese abgehoben wird. Die eine Ferse hebt sich dabei von der Unterlage ab.

Der Rotationswinkel kann nun durch Anlegen eines Inklinometers abgelesen werden.

10.3 Wirbelsäule: Rotation

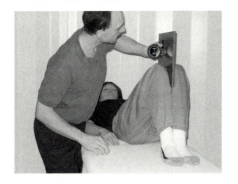

Rotation Ausgangsstellung

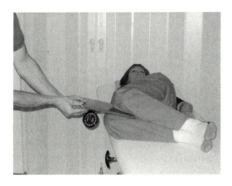

Rotation rechts/links
jeweils 60°

10.3.2 Rumpf Rot. im Sitz, Messung mit dem Kopfaufsatz mit Kompass

R: 45-0-45 (Rotation um die Rotationsachse links/rechts)

Die Rotation des Rumpfes kann im Sitz oder in Rückenlage gemessen werden. Sie stellt eine funktionelle Kombinationbewegung zwischen Schultergürtel und Beckengürtel dar (☞ Kap. 10.3.1).

Ausführung

Die Testperson erhält, wie bei Messungen der HWS-Beweglichkeit beschrieben, einen Kopfaufsatz mit Kompass.
Sie setzt sich aufrecht und ohne Rückenstütze so vor eine Wand, Schrank oder Therapieliege, dass die beckenbreit gestellten Knie vorne festen Kontakt haben. Die Hände hält sie hinter dem Nacken gefaltet, die Ellenbogen sind möglichst nah aneinander.
Der Untersucher stellt den Kompass auf Null und fordert nun die Testperson auf, die Ellenbogen horizontal zur Seite zu führen. Der Untersucher kann auch die Bewegung assistieren und dabei auf eine horizontale Bewegung der Ellenbogen achten.

10.3 Wirbelsäule: Rotation

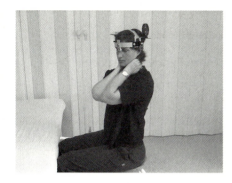

Rotation Ausgangsstellung, HWS fixiert

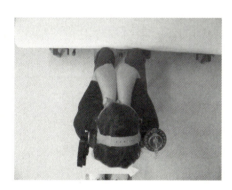

Rotation Ausgangsstellung, Knie gegen eine Bank fixiert

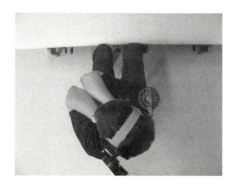

Rotation 45°

11.1	**Funktionstests an der HWS**	**178**
11.1.1	HWS Ext./Flex. und Protraktion/Retraktion Funktionstests	178
11.1.2	HWS Lateralflex., Funktionstest	180
11.1.3	HWS Funktionstest obere/untere HWS	182
11.1.4	De-Kleyn-Test (A. vertebralis-Test)	184
11.2	**HWS: Extension/Flexion**	**186**
11.2.1	HWS Ext./Flex. Kinn-Sternum-Abstand, Messung mit dem Maßband	186
11.2.2	HWS Ext./Flex., Messung mit dem Inklinometer	188
11.2.3	HWS Ext./Flex., Messung mit dem Kopfaufsatz (Helm)	190
11.3	**HWS: Lateralflexion**	**192**
11.3.1	HWS Lateralflex. Ohr-Akromion-Abstand, Messung mit dem Maßband	192
11.3.2	HWS Lateralflex., Messung mit dem Inklinometer	194
11.3.3	HWS Lateralflex., Messung mit dem Kopfaufsatz (Helm)	196
11.4	**HWS: Rotation**	**198**
11.4.1	HWS Rot., Messung mit dem Goniometer	198
11.4.2	HWS Rot., Messung mit dem Inklinometer	200
11.4.3	HWS Rot., Messung mit dem Kopfaufsatz (Helm)	202
11.5	**Kiefergelenk**	**204**
11.5.1	Mundöffnung	204
11.5.2	Unterkieferprotrusion und Mediotrusion	206

11

Tests und Messungen an Kopf und Halswirbelsäule

11.1 Funktionstests an der HWS

11.1.1 HWS Ext./Flex. und Protraktion/Retraktion Funktionstests

Beurteilt wird die Beweglichkeit der Halswirbelsäule in der Sagittalebene im Bereich der oberen und unteren Halswirbelsäule sowie im Bereich der Kopfgelenke.

Tipps und Fallen

Bei der Durchführung der Protraktion/Retraktion soll der Blick immer geradeaus gerichtet sein. Die Nasenspitze darf nicht gehoben oder gesenkt werden.

Funktionstest für Protraktion/Retraktion

Bei diesem Test führt die Testperson zunächst eine Protraktion des Kopfes aus. Sie wird dabei aufgefordert, den Kopf aus dem aufrechten Sitz heraus maximal nach vorne zu schieben.
Bei dieser Bewegung kommt es zu einer maximalen Extension im Bereich der Kopfgelenke, insbesondere C0/C1, sowie einer Flexion im Bereich der unteren Halswirbelsäule.
Anschließend wird die Testperson aufgefordert, den Kopf aus dem aufrechten Sitz heraus maximal nach hinten zu führen. Die Nase soll dabei nicht angehoben werden.
Es kommt dabei zu einer maximalen Flexion im Bereich der Kopfgelenke, insbesondere C0/C1, sowie einer maximalen Extension im Bereich der unteren Halswirbelsäule.

Tipps und Fallen

CAVE
Wenn Schwindel oder Unwohlsein auftreten, ist der Test sofort abzubrechen.

Funktionstest für die Extension/Flexion der HWS

Die aufrecht sitzende Testperson wird aufgefordert, eine Hand in den Nacken zu legen und anschließend Augen und Nasenspitze Richtung Zimmerdecke zu richten. Die Hand stützt dabei den Nacken.
Anschließend soll die Testperson eine maximale Beugung der Halswirbelsäule ausführen. Das Kinn wird dabei Richtung Brustbein geführt.

11.1 Funktionstests an der HWS

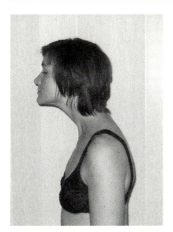

Protraktionsstellung des Kopfes aus aufrechter Sitzposition

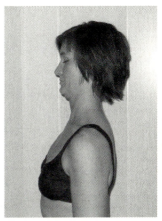

Retraktionsstellung des Kopfes aus aufrechter Sitzposition

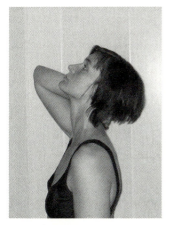

Extensionsstellung der Halswirbelsäule mit Handunterstützung

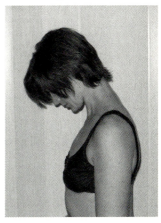

Maximale Flexion der Halswirbelsäule

11.1.2 HWS Lateralflex., Funktionstest

Der Funktionstest HWS-Lateralflexion erfolgt aus aufrechter Sitzposition.

Tipps und Fallen

Falls Ausweichbewegungen auftreten, kann der Untersucher die Schultern der Testperson fixieren.

Die Testperson wird aufgefordert, den Kopf seitlich zu neigen.
Das rechte Ohr soll dabei in Richtung der rechten Schulter geführt werden.
Anschließend wird der Kopf zur anderen Seite geneigt.

11.1 Funktionstests an der HWS

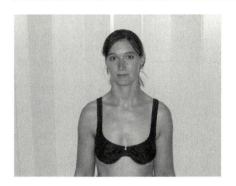

Funktionstest HWS-Lateralflexion Ausgangsstellung

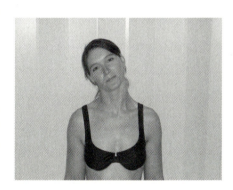

Lateralflexion rechts

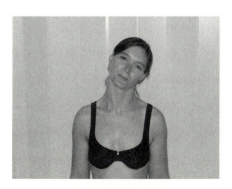

Lateralflexion links

11.1.3 HWS Funktionstest obere/untere HWS

Die Tests dienen der Beurteilung der HWS-Gesamtrotation und einer isolierten Rotation der oberen HWS-Segmente.

Zum Test der **Rotationsfähigkeit der gesamten Halswirbelsäule** wird der Kopf der ganz aufrecht sitzenden Testperson in ebenfalls aufrecht-gestreckte Position gebracht und nach rechts und links rotiert. Die Bewegung findet dabei in allen Segmenten der HWS als Kombinationsbewegung zwischen einer Rotation und einer Lateralflexion statt.

 Tipps und Fallen

CAVE
Bei möglichen rheumatischen Prozessen oder vorangegangenen Traumen muss immer auch an eine Hypermobilität gedacht werden!

Zum Test der **isolierten Rotationsfähigkeit der oberen HWS (C0–C2)** wird der Kopf der sitzenden Testperson in volle Flexion geführt und anschließend langsam nach rechts und links gedreht.

Da bei dieser Bewegung die untere HWS weitgehend verriegelt ist, liegt bei auftretender Bewegungseinschränkung (rechts/links-Vergleich) eine Funktionsstörung der oberen HWS vor. Die Bewegung geht jedoch physiologischerweise bei diesem Test nur halb so weit wie in Neutral-Null-Stellung.

 Tipps und Fallen

CAVE
Bei Störungen der A. vertebralis kann es zu starken Symptomen kommen (☞ Kap. 11.1.4 De-Kleyn-Test)!

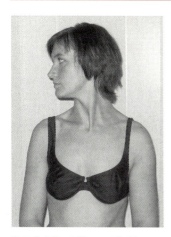

Gesamtrotation rechts aus aufrechter Sitzposition

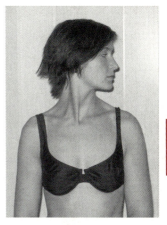

Gesamtrotation links aus aufrechter Sitzposition

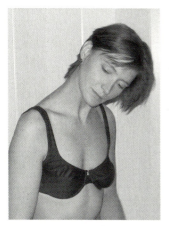

Rotation rechts aus Flexionsstellung der unteren HWS

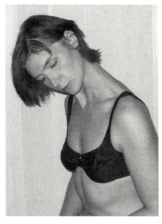

Rotation links aus Flexionsstellung der unteren HWS

11.1.4 De-Kleyn-Test (A. vertebralis-Test)

Der Test dient zur Beurteilung der A. vertebralis. Ein positives Testergebnis stellt eine Kontraindikation für eine HWS-Behandlung mit Rotation und andere therapeutische Eingriffe dar.

Ausführung

Die Testperson liegt in Rückenlage. Der Untersucher führt den Kopf der Testperson in Extension und max. Rotation. Dabei beobachtet er fortlaufend die Testperson, insbesondere deren Augen.

Der Test ist positiv, wenn innerhalb eines Zeitraums von 15 sec. Schwindel, Übelkeit oder Nystagmus auftreten. In diesem Fall ist die Blutversorgung über die gleichseitige A. vertebralis nicht sichergestellt und es besteht eine absolute Kontraindikation für manual- und chirotherapeutische Eingriffe an der HWS. Es dürfen aber auch keine Übungen oder Dehnungsbehandlungen in Ext./Rot. der HWS ausgeführt werden, z.B. Dehnungsbehandlungen des M. sternocleidomastoideus.

Tipps und Fallen

Dieser Test ist standardmäßig vor der Durchführung von Tests oder Behandlungen mit HWS-Extension oder -Rotation auszuführen. Wenn der Test positiv ist, besteht für viele Maßnahmen an der HWS eine Kontraindikation.

Der Test wird immer beidseitig ausgeführt.

11.1 Funktionstests an der HWS

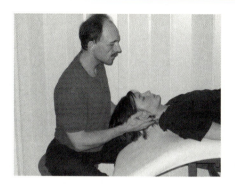

De-Kleyn-Test Ausgangsstellung in Rückenlage

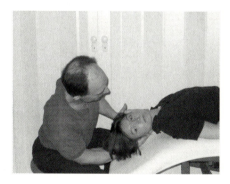

De-Kleyn-Test Endstellung Extension mit Rotation

11.2 HWS: Extension/Flexion

11.2.1 HWS Ext./Flex. Kinn-Sternum-Abstand, Messung mit dem Maßband

Maßband, abhängig von Halslänge z.B. S: 20 – 0 cm

Beurteilt wird die Beweglichkeit der Halswirbelsäule bzgl. Extension/Flexion in der Sagittalebene mit dem Maßband.

Ausführung

Mit einem Maßband wird der Abstand zwischen Kinnspitze und Fossa jugularis bei maximaler Extension und maximaler Flexion der Halswirbelsäule gemessen.
Beispieldokumentation für 20 cm bei Extension und 5 cm bei Flexion:
Kinn-Sternum-Abstand 20 cm – 5 cm

11.2 HWS: Extension/Flexion

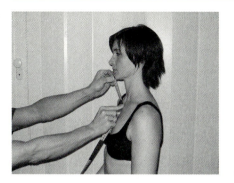

Ausgangsstellung

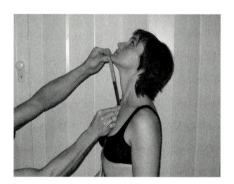

Max. Extension

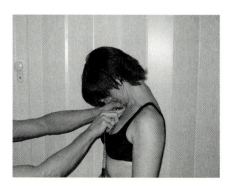

Endstellung mit max. Flexion 0 cm

11.2.2 HWS Ext./Flex., Messung mit dem Inklinometer

S: 45-0-65 (Extension/Flexion in der Sagittalebene)

Gemessen wird die Extension/Flexion der Halswirbelsäule mit dem Inklinometer. Die Testperson sitzt auf einem Stuhl.

Ausführung

Das Inklinometer wird so auf den Kopf aufgesetzt, dass die Anzeige nach außen zeigt. Diese wird ggf. auf Null gestellt.
Die Testperson wird nun aufgefordert, das Kinn hochzunehmen.

 Tipps und Fallen

CAVE
Falls die Testperson in der Anamnese über Schwindel- oder gar Ohnmachtsanfälle bei Bewegung des Kopfes geklagt hat, muss u.U. mittels des De-Kleyn-Tests abgeklärt werden, ob möglicherweise ein A. vertebralis-Problem vorliegt. Dies wäre eine relative Kontraindikation für die maximale Extension/Rotation des Kopfes.

Um die Flexion zu messen, wird die Testperson aufgefordert, mit geschlossenem Mund das Kinn auf die Brust zu ziehen.

Beachte
Bei vorliegender verstärkter Kyphose der Brustwirbelsäule befindet sich die Halswirbelsäule bereits bei aufrechter Haltung in relativer Extension. Somit ergibt sich bei Messung der Extension/Flexion eine Verschiebung der Beweglichkeit zur Flexion hin. Die Flexion kann somit von der Testperson weiter und die Extension weniger weit ausgeführt werden.

 Tipps und Fallen

CAVE
Wenn es bei dieser Bewegung zu starken einschießenden Schmerzen kommt, kann eine meningeale Reizung vorliegen.

11.2 HWS: Extension/Flexion

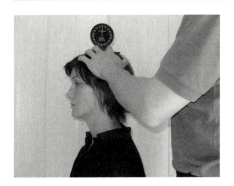

Extension/Flexion
Ausgangsstellung

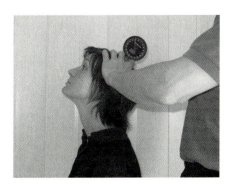

Extension 45°

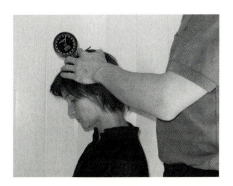

Flexion 65°

11.2.3 HWS Ext./Flex., Messung mit dem Kopfaufsatz (Helm)

S: 45-0-65 (Extension/Flexion in der Sagittalebene)

Die Messung der Extension/Flexion der Halswirbelsäule kann auch mit dem Helm ausgeführt werden.
Die Messung wird im Sitz ausgeführt.

Ausführung

Der Helmaufsatz wird auf den Kopf aufgesetzt, sodass die vordere Stütze auf der Nasenwurzel aufliegt. Die Größe muss dem Kopfdurchmesser angepasst werden, sodass nichts verrutschen kann. Das Gerät muss sicher auf der Nasenwurzel aufgelegt werden. Die Anzeige des Inklinometers wird ggf. nach außen gedreht und auf Null gestellt.
Die Testperson wird nun aufgefordert, das Kinn hochzunehmen.

Tipps und Fallen

CAVE
Falls die Testperson in der Anamnese über Schwindel- oder gar Ohnmachtsanfälle bei Bewegung des Kopfes geklagt hat, muss u.U. mittels des De-Kleyn-Tests abgeklärt werden, ob möglicherweise ein A. vertebralis-Problem vorliegt. Dies wäre eine relative Kontraindikation für die maximale Extension/Rotation des Kopfes.

Um die Flexion zu messen, wird die Testperson aufgefordert, mit geschlossenem Mund das Kinn auf die Brust zu ziehen.

Beachte
Bei vorliegender verstärkter Kyphose der Brustwirbelsäule befindet sich die Halswirbelsäule bereits bei aufrechter Haltung in relativer Extension. Somit ergibt sich bei Messung der Extension/Flexion eine Verschiebung der Beweglichkeit zur Flexion hin. Die Flexion kann somit von der Testperson weiter und die Extension weniger weit ausgeführt werden.

Tipps und Fallen

CAVE
Wenn es bei dieser Bewegung zu starken einschießenden Schmerzen kommt, kann eine meningeale Reizung vorliegen.

11.2 HWS: Extension/Flexion

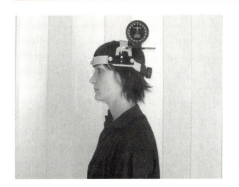

Extension/Flexion
Ausgangsstellung

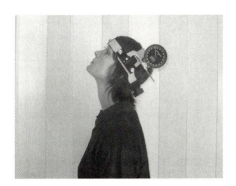

Extension 45°

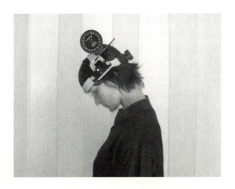

Flexion 65°

11.3 HWS: Lateralflexion

11.3.1 HWS Lateralflex. Ohr-Akromion-Abstand, Messung mit dem Maßband
Wert

Maßband, abhängig von Halslänge

Beurteilt wird die Beweglichkeit der Halswirbelsäule in der Frontalebene (Lateralflexion).

Ausführung

Mit einem Maßband wird der Abstand zwischen dem Ohrläppchen (besser ist jedoch der Proc. mastoideus) und der Akromionspitze in cm bei maximaler Lateralflexion gemessen.
Die Testperson wird aufgefordert, das Ohr zur Schulter abzusenken und dabei den Blick nach vorne beizubehalten.
Die Schulter darf dabei nicht angehoben werden.

11.3 HWS: Lateralflexion

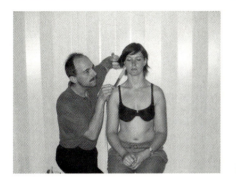

Ausgangsstellung

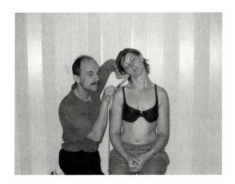

Endstellung in Lateralflexion

11.3.2 HWS Lateralflex., Messung mit dem Inklinometer

F: 55-0-55 (Lateralflexion in der Frontalebene links/rechts)

Die Mobilität der Halswirbelsäule in der Frontalebene wird im Sitz gemessen. Neben den Messungen des Ohr-Akromion-Abstands und der Messung mit dem Kopfaufsatz kann diese Beweglichkeit sehr gut mit dem Inklinometer gemessen werden.

Ausführung

Das Inklinometer wird so auf den Kopf aufgesetzt, dass das Zifferblatt nach vorne oder hinten zeigt.
Die Testperson hält sich an der Sitzfläche fest und führt dann eine Lateralflexion des Kopfes aus. Am besten geeignet ist der Bewegungsauftrag: „Führe das Ohr zur Schulter."
Dabei ist darauf zu achten, dass keine Drehung des Kopfes erfolgt und die Nasenspitze immer nach vorne zeigt.

11.3 HWS: Lateralflexion

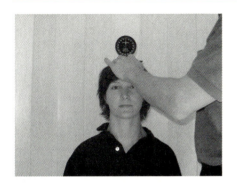

Lateralflexion Ausgangsstellung

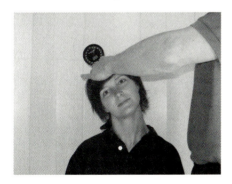

Lateralflexion 55°

11.3.3 HWS Lateralflex., Messung mit dem Kopfaufsatz (Helm)

F: 55-0-55 (Lateralflexion in der Frontalebene links/rechts)

Die Mobilität der Halswirbelsäule in der Frontalebene wird im Sitz gemessen. Die Messung der Lateralflexion der Halswirbelsäule kann gut mit dem Kopfaufsatz gemessen werden.

Ausführung

Die Testperson sitzt auf einem Hocker direkt vor einer Wand und greift mit ihren Händen unter den Hocker. Dadurch werden bei der anschließenden Bewegung Ausweichbewegungen vermieden.

Der Kopfaufsatz wird, wie bei der HWS-Extension/Flexion beschrieben, auf den Kopf aufgesetzt. Das Zifferblatt zeigt nach vorne oder hinten.

Es ist wichtig, dass der Nasenaufsatz auf der Nasenwurzel liegt und der horizontale Gurt auf dem oberen Ohransatz. Nur so ist die korrekte Null-Ausgangsstellung gegeben.

Die Testperson hält sich an der Sitzfläche fest und führt dann eine Lateralflexion des Kopfes aus. Am besten geeignet ist der Bewegungsauftrag: „Führe das Ohr zur Schulter."

Dabei ist darauf zu achten, dass keine Drehung des Kopfes erfolgt und die Nasenspitze nach vorne zeigt.

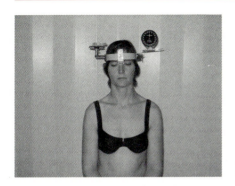

Lateralflexion Ausgangsstellung

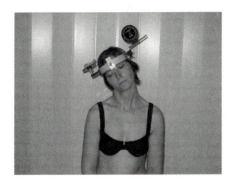

Lateralflexion 55°

11.4 HWS: Rotation

11.4.1 HWS Rot., Messung mit dem Goniometer

R: 80-0-80 (Goniometer Rotation links/rechts)

Die Rotation der HWS wird hier mit einem langschenkeligen Goniometer beschrieben.
Die Testperson sitzt auf einem Hocker und lehnt sich mit dem Rücken an eine Behandlungsbank. Die Nase ist nach vorn gerichtet.

Ausführung

Der Untersucher blickt von kranial auf die Testperson und legt das Goniometer so auf ihren Kopf, dass der Referenzschenkel parallel zur Behandlungsbank steht. Der Messschenkel zeigt über die Nase der Testperson.
Die Testperson führt nun eine Rotation nach rechts und links aus (Auftrag: „Nase langsam nach rechts/links führen"). Der Untersucher folgt mit dem Messschenkel der Bewegung der Nase und liest den Wert ab.

11.4 HWS: Rotation

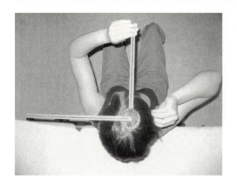

Rotation Ausgangsstellung

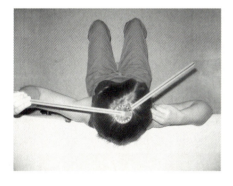

Rotation 80°

11.4.2 HWS Rot., Messung mit dem Inklinometer

R: 80-0-80 (Inklinometer Rotation links/rechts)

Die Rotation der HWS wird hier mit dem Inklinometer beschrieben.
Die Testperson liegt in Rückenlage. Am besten geeignet ist dabei eine Bank mit Nasenschlitz im Kopfteil.

Ausführung

Das Inklinometer wird auf die Stirn aufgesetzt und mit 2 Fingern fixiert, die restlichen Finger umfassen den Kopf. Die Testperson wird aufgefordert, den Kopf so zu drehen, dass dieser noch innerhalb der Vertiefung des Nasenschlitzes liegen bleibt. Liegt der Kopf in Überhang, unterstützt der Untersucher mit der anderen Hand die Rotation.
Der Untersucher fixiert die Schulter der von der Rotation abgewandten Seite.
Die Rotation wird nach beiden Seiten ausgeführt.

11.4 HWS: Rotation

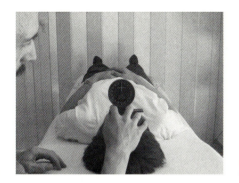

Rotation im Liegen
Ausgangsstellung

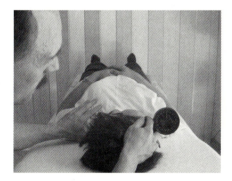

Rotation 80°

11.4.3 HWS Rot., Messung mit dem Kopfaufsatz (Helm)

R: 80-0-80 (Rotation links/rechts)

Die Testperson sitzt auf einem Stuhl mit hoher Rückenlehne oder vor einer hochgestellten Therapiebank. Sie lehnt sich mit ihrer Wirbelsäule und den Schulterblättern an.

Zusätzlich kann sie sich mit ihren Händen seitlich am Stuhl halten und dadurch ihre Haltung stabilisieren.

Ausführung

Der Untersucher stellt sich hinter die Testperson und stellt den Kompass auf Null. Anschließend wird die Testperson aufgefordert, den Kopf langsam nach rechts und links zu drehen. Der Untersucher liest den Winkel am jeweiligen Bewegungsende ab.

Eine Mitbewegung der Schulter muss ggf. durch Fixation vermieden werden.

11.4 HWS: Rotation

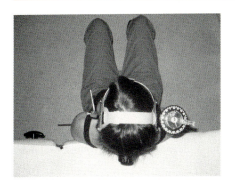

Rotation im Sitz
Ausgangsstellung

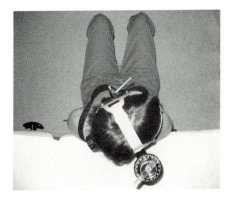

Rotation 80°

11.5 Kiefergelenk

11.5.1 Mundöffnung

45–58 mm Schieblehre

Die Mundöffnung wird mittels Schieblehre gemessen.

Ausführung

Zunächst wird bei lockerem Mundschluss der Überstand des Oberkiefers mittels Stift auf den unteren Schneidezähnen markiert. Dann erfolgt eine maximale aktive Öffnung des Mundes. Gemessen wird der Abstand der angezeichneten Markierung zu den oberen Schneidezähnen.

11.5 Kiefergelenk

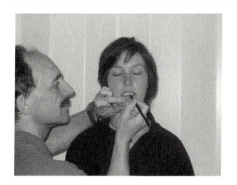

Anzeichnen des Überbisses der oberen Schneidezähne

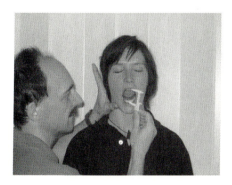

Messung der Mundöffnung mit der Schieblehre
45–58 mm

11.5.2 Unterkieferprotrusion und Mediotrusion

9 mm plus/minus 2 mm mit Lineal gemessen

Unterkieferprotrusion

Beurteilt wird die Beweglichkeit des Unterkiefers nach vorne.
Die Verschieblichkeit des Unterkiefers nach ventral wird mit Hilfe eines Lineals gemessen und gibt Auskunft über die Beweglichkeit des Kiefergelenks.
Das Lineal wird an die oberen Schneidezähne angelegt. Dann schiebt die Testperson ihren Unterkiefer maximal nach ventral. Der Untersucher misst den Abstand der unteren Schneidezahnkante zur oberen.

Mediotrusion

Beurteilt wird die laterale Beweglichkeit des Unterkiefers.
Die seitliche Beweglichkeit des Unterkiefers wird mit einer Schieblehre gemessen. Der Kiefer wird entspannt geöffnet und maximal seitlich nach rechts und links verschoben. Der Untersucher misst dabei jeweils die Distanz der mittleren Schneidezahnlinie zwischen Ober- und Unterkiefer.

11.5 Kiefergelenk

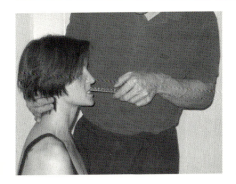

Unterkieferprotrusion
9 mm

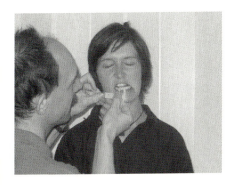

Mediotrusion des Unterkiefers

12.1	**BWS: Extension/Flexion**	**210**
12.1.1	Schober thorakal (Ott)	210
12.1.2	Bestimmung des Kyphose- u. Lordosewinkels, Messung mit dem Inklinometer	212
12.1.3	BWS Ext. in Bauchlage	214
12.1.4	BWS-Kyphose, Messung mit dem Kypholordometer	216
12.2	**Thorax: Thoraxmobilität/ Atemdynamik**	**218**
12.2.1	Brustkorb-Umfang/Atmung, Messung mit dem Maßband	218
12.2.2	Bauchatmung, Messung mit dem Maßband	220

12

Tests und Messungen an der Brustwirbelsäule

12.1 BWS: Extension/Flexion

12.1.1 Schober thorakal (Ott)

Maßband, 38 cm Flexion, 26 cm Extension

Mit diesem Test die Beweglichkeit der Brustwirbelsäule geprüft durch Anlegen eines Maßbandes zwischen dem Proc. spin. C7 und einem Punkt 30 cm darunter. Anschließend wird eine maximale Flexion und Extension ausgeführt.

Ausführung

Die Testperson steht. Der Untersucher legt ein Maßband am Proc. spin. von C7 an und macht sich eine Strichmarkierung 30 cm darunter. Die Testperson wird nun aufgefordert, in max. Flexion bzw. Extension zu gehen. Es wird dann gemessen, um wie viele cm sich die Messstrecke verlängert/verkürzt hat.

Die Dokumentation erfolgt mit der Angabe:
Schober thorakal Flexion 30 cm/38 cm
Die Dokumentation der Extension erfolgt vergleichbar:
Schober thorakal Extension 30 cm/26 cm.

12.1 BWS: Extension/Flexion

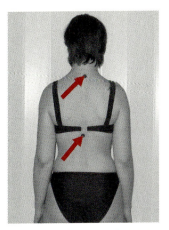

Schober (th), Markierung von C7 und 30 cm darunter

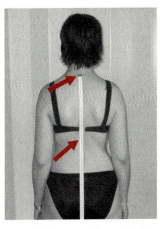

Schober (th) Ausgangsstellung mit Maßband

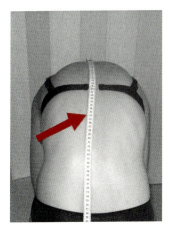

Schober (th) Flexion 38 cm

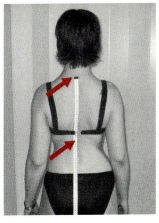

Schober (th) Extension 26 cm

12.1.2 Bestimmung des Kyphose- u. Lordosewinkels, Messung mit dem Inklinometer

Die Dokumentation des Kyphosewinkels kann mit einem Inklinometer bestimmt werden.
Der Kyphosewinkel wird im Sitz oder Stand ermittelt. Das Messgerät wird dabei jeweils oberhalb und unterhalb der Wirbelsäulenkrümmung am Neutralwirbel angelegt.

Tipps und Fallen

Mit Neutralwirbel bezeichnet man die Stelle an der Wirbelsäule, an der zwischen der Kyphose und der Lordose mindestens zwei Wirbel gerade zueinander stehen.

Ausführung

Das Inklinometer wird kranial der BWS-Kyphose auf Höhe Th1 angelegt und auf Null gestellt. Dann wird das Gerät kaudal der BWS-Kyphose an den Neutralwirbel (dort, wo die Kyphose in die Lendenlordose übergeht) angelegt und der Winkel abgelesen.
Zusätzlich kann die **maximale Streckfähigkeit der Brustwirbelsäule** ermittelt werden. Die Testperson liegt in Bauchlage mit auf den Ellenbogen aufgestützten Armen (Sphinxstellung). Dabei streckt sich die BWS-Kyphose passiv (Ausführung ☞ Kap. 12.1.3)
Die Messung der Lendenlordose erfolgt – wie oben beschrieben – durch Messung der beiden Punkte Neutralwirbel und Os sacrum.

12.1 BWS: Extension/Flexion

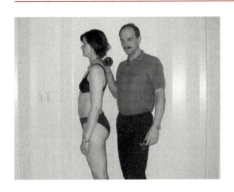

Anlage des Inklinometers an Th1

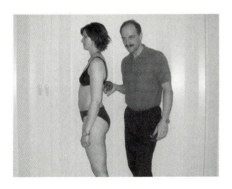

Anlage des Inklinometers am Neutralwirbel

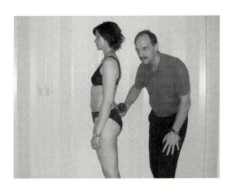

Anlage des Inklinometers am Sakrum

12.1.3 BWS Ext. in Bauchlage

15–25° Flexion

Die Messung der maximalen BWS-Extension kann mit Hilfe von ein oder zwei Inklinometern aus der so genannten Sphinxstellung erfolgen.

Ausführung

Die Testperson geht aus Bauchlage in den Unterarmstütz, wobei die Ellenbogen unter den Schultern stehen.

Der Untersucher legt ein Inklinometer in Höhe des thorakolumbalen Übergangs an und stellt dieses auf Null (A). Dann setzt er das Gerät auf Th1 (B) und liest den Winkel ab.

Aufgrund der Ausgangsstellung (Sphinxstellung) befindet sich die Brustwirbelsäule in einer maximalen Streckstellung, sodass der abgelesene Winkel der Restflexion der BWS bei maximaler Extension entspricht.

12.1 BWS: Extension/Flexion

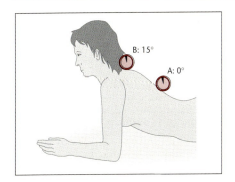

Sphinxstellung: max. BWS-Extension

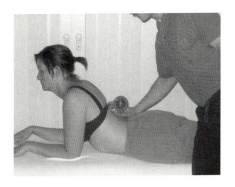

Inklinometer auf Th12/L1

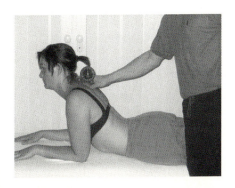

Inklinometer auf Th1

12.1.4 BWS-Kyphose, Messung mit dem Kypholordometer

Das Kypholordometer ist ein Gerät zur Messung der großen Wirbelsäulenkrümmungen.
Das Gerät wurde zum Zweck der Wirbelsäulenmessung zunächst 1972 von Debrunner als „Kyphometer" beschrieben und später 1985 von Dr. Rippstein zum jetzigen Messgerät weiter entwickelt. Das Gerät basiert auf einem alten Schweizer Patent aus dem Segelflugzeugbau, mit dessen Hilfe die Krümmung der Flügel gemessen wurden.

Ausführung

Die beiden Messplatten werden auf die Neutralwirbel aufgelegt. Der Winkel kann, ohne das Gerät umsetzen zu müssen, direkt abgelesen werden.
Das Gerät dient zur Messung der Brustwirbelkyphose und Lendenlordose.
Es können Messungen sowohl der habituellen Haltung als auch der minimalen und maximalen Winkel vorgenommen werden.

12.1 BWS: Extension/Flexion

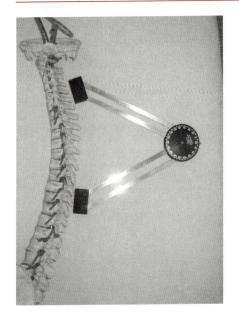

Das Kypholordometer
(Rippstein 1985)

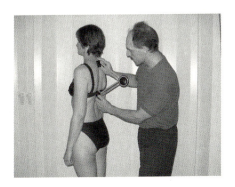

Messung der BWS-Kyphose

12.2 Thorax: Thoraxmobilität/Atemdynamik

12.2.1 Brustkorb-Umfang/Atmung, Messung mit dem Maßband

Die Brustkorbatmung gibt Auskunft über die Beweglichkeit des Thorax, aber auch über den Umfang der thorakale Atmung.
Somit ist die Beurteilung der Brustkorbatmung sowohl bei orthopädischen Erkrankungen als auch bei internistischen Krankheitsbildern von Bedeutung.
Die Brustkorbatmung wird mit Hilfe eines handelsüblichen Maßbandes gemessen.
Das Maßband wird in Höhe des Proc. xyphoideus um den Thorax gelegt.

Ausführung

Zunächst wird die Testperson aufgefordert, maximal auszuatmen und den Brustkorb dabei eng zu machen. Anschließend soll die Testperson maximal einatmen und den Brustkorb weiten.
Viele Personen können dies zunächst nicht und müssen angeleitet werden, bevor die Bewegung überhaupt richtig ausgeführt wird. Für das Erlernen der Brustkorbatmung kann die Vorstellung von sich seitlich bewegenden Flügeln hilfreich sein.
Relevant ist für den Untersucher letztendlich die Differenz zwischen maximaler Ein- und Ausatmung.
Die Dokumentation erfolgt nach dem Muster: Brustkobatmung 58 cm/67 cm.
Falls sich im Vergleich zur Bauchatmung ein deutlich geringerer Wert ergibt, liegt ein Hinweis auf eine eingeschränkte Thoraxbeweglichkeit oder eine geringe Vitalkapazität vor.

12.2 Thorax: Thoraxmobilität/Atemdynamik

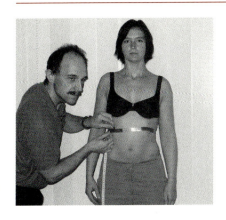

Brustkorbatmung
Inspiration

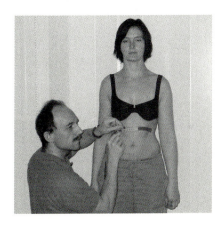

Brustkorbatmung
Exspiration

12.2.2 Bauchatmung, Messung mit dem Maßband

Die Bauchatmung ist sowohl für internistische Krankheitsbilder als auch für Personen mit Wirbelsäulenbeschwerden von Bedeutung.
Die Fähigkeit, in den Bauch zu atmen, wird daher häufig von Therapeuten beobachtet und geschult.
Gemessen wird die Bauchatmung mit Hilfe eines Maßbandes, das in Höhe der Taille um den Bauch gelegt wird.

Ausführung

Zunächst wird die Testperson aufgefordert, maximal auszuatmen und den Bauch dabei mit einzuziehen. Anschließend soll die Testperson maximal einatmen und dabei den Bauch vorwölben. Viele Personen können dies zunächst nicht und müssen angeleitet werden, bevor die Bewegung überhaupt richtig ausgeführt wird.
Relevant ist für den Untersucher letztendlich die Differenz zwischen maximaler Ein- und Ausatmung.
Die Dokumentation erfolgt nach dem Muster: Bauchatmung 55 cm/65 cm.
Falls sich im Vergleich zur Brustkobatmung ein geringerer Wert ergibt, liegt ein Hinweis auf eine gestörte Bauchatmung vor.

12.2 Thorax: Thoraxmobilität/Atemdynamik

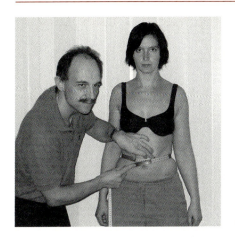

Bauchatmung Exspiration

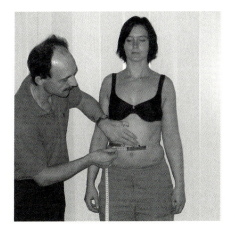

Bauchatmung Inspiration

13.1	**Lendenwirbelsäule: Extension/Flexion**	**224**
13.1.1	Schober lumbal	224
13.1.2	LWS Ext./Flex., Messung mit 2 Inklinometern	226

13

Tests und Messungen an der Lendenwirbelsäule

13.1 Lendenwirbelsäule: Extension/Flexion

13.1.1 Schober lumbal

Maßband, 15 cm Flexion, 7 cm Extension

Der Test misst die LWS-Beweglichkeit mittels Maßband.
Der Ausgangspunkt liegt 10 cm oberhalb von S1.

Ausführung

Das Maßband wird bei aufrechtem Stand 10 cm oberhalb von S1 angelegt. Die Testperson führt eine Flexionsbewegung aus, wobei der Abstand zu S1 abgelesen wird.
Die Dokumentation erfolgt über die Angabe:
Schober lumbal Flexion 10 cm/15 cm.
Die Extension kann ebenfalls gemessen werden, indem die Testperson maximal „ins Hohlkreuz" geht.
Die Dokumentation erfolgt über die Angabe:
Schober lumbal Extension 10 cm/7 cm.

Variation

Alternativ zum festen 10 cm-Ausgangspunkt kann auch die Länge der gesamten Lendenwirbelsäule als Ausgangswert verwendet werden. Dieses Vorgehen empfielt sich insbesondere für sehr große Testpersonen. In diesem Fall wird zunächst der Abstand von L1 zu S1 gemessen.
Eine auf diese Weise durchgeführte Messung der Extension kann z.B. wie folgt dokumentiert werden:
Schober lumbal L1–S1 Extension 16 cm/12 cm.

13.1 Lendenwirbelsäule: Extension/Flexion

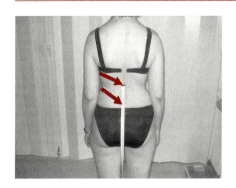

Schober lumbal, Markierung 10 cm oberhalb S1

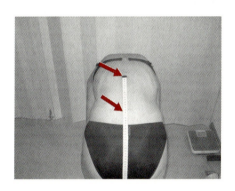

Schober lumbal
Flexion 15 cm

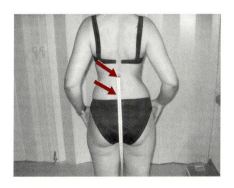

Schober lumbal
Extension 7 cm

13.1.2 LWS Ext./Flex., Messung mit 2 Inklinometern

S: 25-0-65 (Extension/Flexion in der Sagittalebene)

Die Messung der LWS-Beweglichkeit erfolgt am sichersten mit 2 Inklinometern. In zahlreichen Studien wird diese Methode als Referenzmethode genutzt, um andere Verfahren auf ihre Validität prüfen zu können. Insbesondere die Messung der LWS-Flexion hat sich als gut reliable Methode erwiesen.

Ausführung

Die Messung wird im Stand aus der Neutral-Null-Stellung durchgeführt.
Ein Inklinometer wird auf das Kreuzbein aufgelegt und auf Null eingestellt. Das zweite Inklinometer wird mit der Gerätemitte in Höhe von L5/S1 platziert und ebenfalls auf Null gestellt.
Die Testperson wird nun aufgefordert, eine maximale Extension des Rumpfes auszuführen, wobei sie die Hände als Sicherheit auf der Dorsalseite des Beckens aufstützt. Der Untersucher liest die beiden Winkel ab und subtrahiert den Winkel des unteren Inklinometers.
Die Messung der Flexion wird ebenfalls im Stand ausgeführt.
Die Inklinometer werden an derselben Stelle wie bei der Extension angelegt. Die Testperson führt eine maximale Vorneigung des Oberkörpers aus.
Widerum werden die beiden Inklinometer in der Endstellung abgelesen und der untere Wert subtrahiert.

13.1 Lendenwirbelsäule: Extension/Flexion

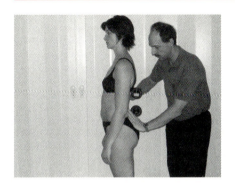

LWS: Inklinometermessung
Sakrum und Th12–L1

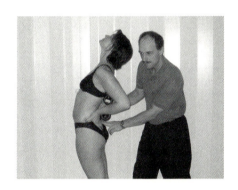

LWS-Extension,
Endstellung 25°

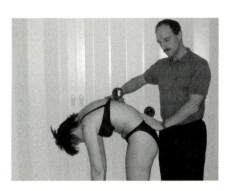

LWS-Flexion,
Endstellung 65°

14

Sonstige Tests

14.1	**Haltung**	**230**
14.1.1	Beckenschiefstand, gemessen mit der orthop. Schieblehre mit Inklinometer	230
14.1.2	Beckenschiefstand, gemessen mit dem PALM™-PalpationMeter	232
14.1.3	Beckenkippung, gemessen mit der orthop. Schieblehre mit Inklinometer	234
14.1.4	Matthiass-Test	236
14.1.5	WS-Lot-Abstand, gemessen mit dem Lineal	238
14.1.6	Haltungsanalyse mit dem Laserlot (Sagittalebene)	240
14.1.7	WS-Haltungsanalyse mit dem Laserlot (Frontalebene), gemessen mit dem Lineal	242
14.1.8	Haltungswinkel, bestimmt mit dem Posturometer	244
14.1.9	BWS-Kyphose, Messung der Kyphose mit Inklinometer, Kypholordometer	246
14.1.10	Bestimmung des Cobb-Winkels	248
14.1.11	Skoliotische Rot., gemessen mit dem Inklinometer, Nivelliertrapez	250
14.2	**Längenmessung**	**252**
14.2.1	Beinlänge anatomisch und funktionell, gemessen mit dem Maßband und orthop. Schieblehre	252
14.3	**Umfangmessung**	**254**
14.3.1	Oberschenkelumfang, gemessen mit dem Maßband	254
14.3.2	Unterschenkelumfang, gemessen mit dem Maßband	256
14.3.3	Armumfang, gemessen mit dem Maßband	258
14.4	**Stand/Gang**	**260**
14.4.1	Beckenstabilität im Einbeinstand, gemessen mit der orthop. Schieblehre mit Inklinometer	260
14.4.2	Schrittlänge, Spurbreite und Kadenz, gemessen mit Maßband und Stoppuhr	262
14.4.3	Fußachse, bestimmt mit dem Goniometer	264
14.4.4	Fuß-Blauabdruck	266
14.4.5	Stellung des Rückfußes, gemessen mit dem Goniometer	268

14.1 Haltung

14.1.1 Beckenschiefstand, gemessen mit der orthop. Schieblehre mit Inklinometer

Die Messung eines Beckenschiefstandes wird im Stand ausgeführt. Allgemein üblich ist das Auflegen einer Beckenwaage auf die Darmbeinschaufeln. Die Beckenwaagen verfügen über eine Libelle, die mittels einer Luftblase den waagerechten Zustand anzeigt.

Die Beinlängendifferernz wird dann mittels Holzbrettchen soweit ausgeglichen, bis die Beckenkämme gleich hoch sind.

Die orthopädische Schieblehre bietet hierzu eine komfortablere Variante, da sie sowohl das waagerechte Einstellen der Beckenkämme ermöglicht als auch weitere differenzierte Messungen.

Da die zuvor beschriebene Methode mit Beckenwaage keine Beurteilung funktioneller Beinlängendifferenzen ermöglicht, sind hierzu weitere Messungen erforderlich.

Eine funktionelle Beinlängendifferenz zeichnet sich dadurch aus, dass das rechte und linke Os ilium nicht nur unterschiedlich hoch, sondern auch gegeneinander verdreht sind. Dabei kann z.B. die Spina iliaca post. sup. rechts relativ höher als links stehen. Gleichzeitig ist aber die rechte Spina iliaca ant. sup. auf dieser Seite niedriger.

Um diesen Unterschied zu messen, kann die orthopädische Schieblehre von kaudal jeweils gegen die Spinae iliaca post. sup. und ant. sup. angelegt werden. Der Höhenunterschied kann nach Angleichung durch den zweiten veränderbaren Messschenkel abgelesen werden.

Alternativ kann die asymmetrische Rotation der Ossa ilia durch Bestimmung der Beckenkippung mit der orthopädischen Schieblehre auf beiden Seiten festgestellt werden.

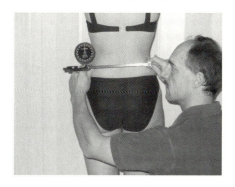

Messung des Beckenstandes mit einer orthopädischen Schieblehre

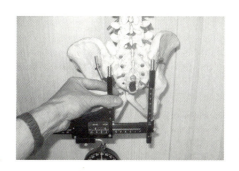

Messung an den Spinae iliaca post. sup. mit orthopädischer Schieblehre

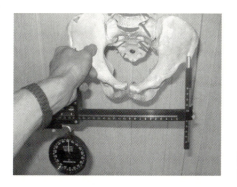

Messung an den Spinae iliaca ant. sup. mit orthopädischer Schieblehre

14.1.2 Beckenschiefstand, gemessen mit dem PALM™-PalpationMeter

Die Messung eines Beckenschiefstandes kann mit Hilfe eines neuen Gerätes, dem PALM™-PalpationMeter, ausgeführt werden.

Ausführung

Der Untersucher legt seine Zeigefinger rechts und links auf den Beckenkamm. Die Tastzeiger des Geräts werden auf die Zeigefinger positioniert und der Neigungswinkel des Beckens kann abgelesen werden.

Um die Beinlängendifferenz zu bestimmen, werden solange Brettchen unter das kürzere Bein gelegt, bis die Messung einen Geradestand anzeigt. Alternativ kann die Beinlängendifferenz auch direkt – ohne Unterlegen von Brettchen – vom PALM-Rechenschieber abgelesen werden.

Die Bestimmung einer **funktionellen Beinlängendifferenz** ist ebenfalls möglich, indem die Tastzeiger einmal an die Spinae iliaca post. sup. und einmal an die Spinae iliaca ant. sup. gehalten werden und ggf. Unterschiede in der Höhe abgelesen werden können.

Die Messung der Neigung zwischen den Spinae iliaca ant. sup. und den Spinae iliaca post. sup. zeigt bei der so genannten Beckenverwringung im Seitenvergleich eine veränderte Position der Ossa ilia in der Sagittalebene an.

Aus derselben Messposition kann bei anliegenden Fingern die Beckenkippbeweglichkeit gemessen werden.

Das Gerät zeigt außerdem hierbei die Entfernung zwischen den Spinae iliaca post. sup. und den Spinae iliaca ant. sup. an. Dadurch kann im Seitenvergleich auch eine knöcherne Asymmetrie der beiden Beckenknochen festgestellt werden.

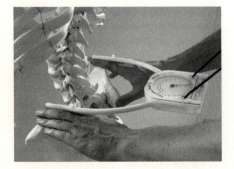

PALM™-PalpationMeter zur Messung des Beckenschiefstandes

14.1 Haltung

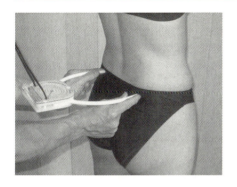

Messung der Höhe der Spinae iliaca post. sup.

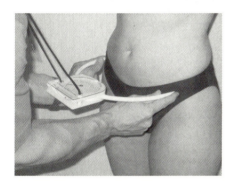

Messung der Höhe der Spinae iliaca ant. sup.

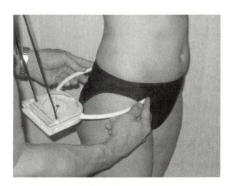

Messung der Beckenkippung im Stand

14.1.3 Beckenkippung, gemessen mit der orthop. Schieblehre mit Inklinometer

S: 10–12°, bei Kindern bis zum 6. Lj. bis zu 25°

Die Beckenkippung wird im Stand gemessen. Hierzu kann eine orthopädische Schieblehre mit Inklinometer verwendet werden.

Ausführung

Die orthopädische Schieblehre wird lateral am Becken so gehalten, dass die beiden Messpunkte an der Spina iliaca post. sup. und an der Spina iliaca ant. sup. anliegen. Um Messfehler zu vermeiden, wird der bewegliche Messschenkel so eingestellt, dass die Schieblehre genau in der Sagittalebene geneigt steht.

Zu beachten ist dabei, dass bei einem funktionellen Beckenschiefstand ein Unterschied zwischen dem rechten und linken Os ilium auftreten kann. In diesem Fall müssen die Messwerte von beiden Seiten ermittelt werden.

Über die reine Stellungsdiagnose hinaus ist es auch möglich, die maximale Beckenkippung/Beckenaufrichtung zu messen.

Wenn keine orthopädische Schieblehre vorhanden ist, kann alternativ die Sakrumstellung mit dem Inklinometer gemessen werden. Die Messergebnisse sind jedoch mit den vorher genannten nicht vergleichbar.

14.1 Haltung

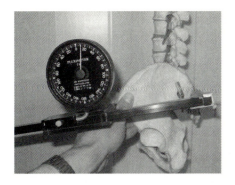

Beckenkippung Spina iliaca post. sup. und Spina iliaca ant. sup.

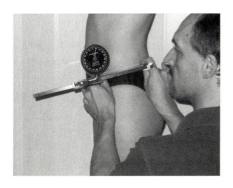

Beckenkippung mit orthopädischer Schieblehre

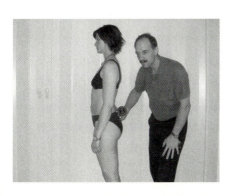

Sakrumstellung mit Inklinometer

14.1.4 Matthiass-Test

Haltungstest nach Matthiass, 30 sec. aufrecht

Der Matthiass-Test ist ein besonders bei Kindern und Jugendlichen eingesetzter Test zur Beurteilung der Kraft der aufrichtenden Muskulatur, bei dem die Arme 30 sec. vor dem Körper gehalten werden.
Er gilt für Kinder/Jugendliche zwischen dem 6. und 14.-16- LJ als besonders aussagekräftig. Er gilt jedoch auch innerhalb des Heilmittelkatalogs (Ausgabe 2004) als obligater Test für die Diagnose behandlungsbedürftiger Haltungsstörungen für Erwachsene und Kinder gleichermaßen.

Ausführung

Die Testperson wird aufgefordert, sich im Stand maximal aufzurichten und mit geschlossenen Augen die Arme 90° nach oben vor den Körper zu halten.
Nach Ablauf von 30 sek. wird die Haltung bewertet. Wenn die Testperson seine Haltung über die 30 Sek. unverändert beibehalten kann, gilt er als haltungsgesund. Kippt der Oberkörper jedoch mit Protraktion des Schultergürtels nach hinten und ventralisiert sich das Becken nach vorne, so liegt eine haltungsschwache Muskulatur bzw. eine **Insuffizienz 1. Grades** vor.
Wenn die Testperson die aufrechte Haltung mit nach vorne gehobenen Armen erst gar nicht einnehmen kann oder gleich den Oberkörper nach hinten verlagert wird, gilt dies als **Haltungsschwäche 2. Grades.**

14.1 Haltung

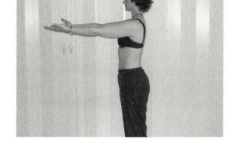

Matthiass-Test aufrechter Stand 30 sec. zu halten

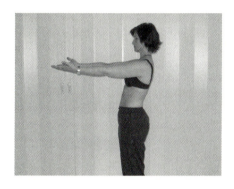

Einsetzende Fehlhaltung, Test positiv

14.1.5 WS-Lot-Abstand, gemessen mit dem Lineal

Die Messung der Haltung kann mit einem Lot erfolgen. Dabei wird senkrecht von der Decke oder einem hohen Therapiegerät ein Seil mit Senklot angebracht.
Bei stehender Testperson kann nun der Abstand einzelner Wirbelsäulenabschnitte von diesem Lot gemessen werden.

Ausführung

Die Testperson stellt sich mit dem Rücken an das Lot, sodass die Brustwirbelsäule Kontakt hat.
Der Untersucher misst folgende Abstände zum Lot:
- Hinterkopf
- Lendenwirbelsäule (Maximalwert)
- Sakrum

Interpretation
- Bei sehr guter Haltung gehen Kopf- und Sakrumabstände gegen Null.
- Große Abstände von Kopf und Lendenwirbelsäule deuten auf eine starke BWS-Kyphose hin.
- Ein großer Abstand des Sakrums deutet auf die so genannte „Easy-standing-position" hin.
- Falls das Sakrum am Lot anliegt, noch bevor die Brustwirbelsäule Kontakt hat, liegt eine vermehrte Beckenkippung mit kompensatorischer Hyperlordose vor.

 Tipps und Fallen
Bei exakt seitlichem Stand und Verwendung eines Lots mit Zentimeter-Einteilung kann die Haltung auch gut mittels eines Fotos dokumentiert und nachträglich vermessen werden.

Hinweis
Die Form der Wirbelsäule kann auch sehr gut bestimmt werden mit dem flexiblen Lineal (☞ Kap. 3.1.12).

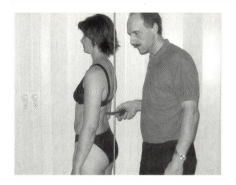

LWS: Abstand vom Lot in korrigierter Haltung

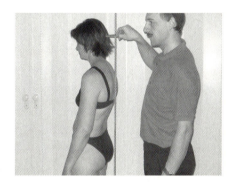

Hinterkopf-Abstand vom Lot in Fehlhaltung

14.1.6 Haltungsanalyse mit dem Laserlot (Sagittalebene)

Das Laserlot kann zur Visualisierung von Fehlstellungen der Wirbelsäule in der Frontalebene und der Sagittalebene eingesetzt werden.
Hierzu ist ein teilweise abgedunkelter Raum erforderlich, der den Lichtstrahl ausreichend hell erscheinen lässt.
Die Haltung kann mittels eines Lineals vermessen oder auch fotografiert werden.
Zur Bestimmung der Haltung in der Sagittalebene werden zunächst zwei Klebepunkte auf den Trochanter und den vermuteten mittleren Thoraxdurchmesser auf Höhe von Th5 geklebt.
Der mittlere Thoraxdurchmesser wird dabei mit Hilfe eines Maßbandes bestimmt, welches am Proc. spinosus von Th5 und an der 5. Rippe angelegt und anschließend halbiert wird (s.u. Bestimmung des Haltungswinkels mit dem Posturometer).
Bevor der Laser eingeschaltet wird, sollte die Testperson eine Schutzbrille erhalten. Bei Laserklasse 2 eignen sich z.B. Schweißerbrillen. Daraufhin wird die Testperson so zum Laserlot gestellt, dass der Strahl entlang der Tibiakante verläuft.
Das Tragen einer Schutzbrille ist zwar nicht zwingend vorgeschrieben. Dennoch empfehlen wir das Tragen dringend, da der Strahl auf die Testpersonen eine große Anziehungskraft erzeugt und viele Personen in den Strahl schauen möchten.

Tipps und Fallen

CAVE
Vor Nutzung des Laserlots ist das Tragen einer Schutzbrille empfehlenswert.

Bei optimal aufrechter Haltung verläuft das Laserlot durch die beiden Markierungspunkte und den Gehörgang. Abweichungen kann der Untersucher durch Verschiebungen z.B. des Beckens nach ventral und des Thorax nach dorsal feststellen.
Bei Beobachtung im Sitz wird das Lot so gelegt, dass es bei maximaler Aufrichtung durch den Gehörgang verläuft. Bei der typischen Sitzkyphose kommt es zu einer deutlichen Dorsalisation des Thorax, aber auch des Beckens (Trochanter major).

14.1 Haltung

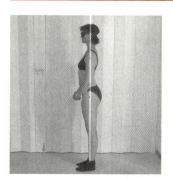

Laserlinie im Stand (Beurteilung der Sagittalebene aufrecht)

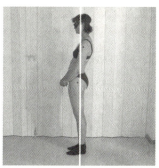

Beurteilung der Sagittalebene im Stand (mit Fehlhaltung)

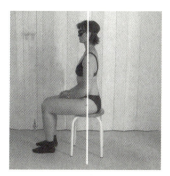

Laserlinie im Sitz (Beurteilung der Sagittalebene aufrecht)

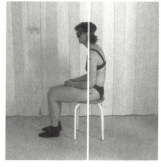

Beurteilung der Sagittalebene im Sitz gebeugt

14.1.7 WS-Haltungsanalyse mit dem Laserlot (Frontalebene), gemessen mit dem Lineal

Wirbelsäulenanalyse in der Frontalebene

Auch zur Beurteilung der Haltung in der Frontalebene kann das Laserlot sehr gut eingesetzt werden.
Hilfreich ist die Markierung der wichtigsten knöchernen Referenzpunkte:
- C7
- Th5
- Th12
- L5/S1
- Spina iliaca post. sup. bds.

Ausführung

Die Testperson wird so ausgerichtet, dass die Füße in Hüftbreite gestellt werden und dass die senkrechte Laserlinie über der Gesäßfalte liegt. Der Laserstrahl scheint somit zwischen den Beinen hindurch.
Abweichungen von der Mittelstellung können bei aufgeklebten Markierungspunkten leicht erkannt und ggf. auch mit einem Lineal ausgemessen werden.
Um exakte Werte zu erhalten, soll die Testperson zunächst eine Minute in der Position gestanden haben.

 Tipps und Fallen

CAVE
Vor Nutzung des Laserlots ist das Tragen einer Schutzbrille empfehlenswert.

Beurteilung des Beckens

Zur Beurteilung der Beckenstellung wird zusätzlich der horizontale Laser eingeschaltet.
Bei vorher markierten Spinae iliaca post. sup. kann eine Abweichung in der Beckenstellung leicht erkannt werden. Eine funktionelle Beckenfehlstellung im Sinne einer Beckenverwringung kann erkannt werden, wenn derselbe Vorgang von der Ventralseite wiederholt wird.
Wenn z.B. bei der Sicht von dorsal die rechte Spina iliaca post. sup. höher steht und bei der Sicht von ventral die linke Spina iliaca ant. sup., dann wäre dies ein Hinweis auf eine Beckenverwringung.

Beurteilung des Schultergürtels

Zur Beurteilung des Schultergürtels wird der horizontale Laser auf Höhe der Anguli caudales scapulae eingestellt. Bei vorangehender Markierung dieser Referenzpunkte können Abweichungen leicht erkannt werden.

14.1 Haltung

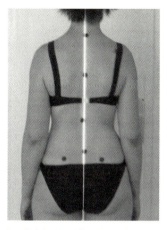

Laserlinie im Stand (Beurteilung der Frontalebene)

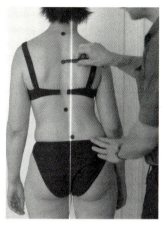

Messung der Abweichungen in der Frontalebene im Stand

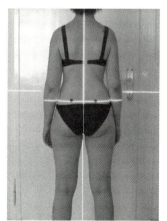

Zusätzliche horizontale Laserlinie zur Beurteilung des Beckenstandes

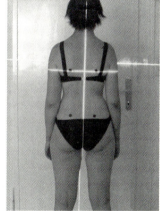

zusätzliche horizontale Laserlinie zur Beurteilung des Skapulastandes

14.1.8 Haltungswinkel, bestimmt mit dem Posturometer

Posturometer

Mit dem Desimed®-Posturometer ist es möglich, die Haltung im Sitz oder Stand zu messen. Basis ist ein langschenkeliges Goniometer (Dr. Rippstein), welches das Ablesen eines Haltungswinkels ermöglicht.

Der Haltungswinkel wird durch folgende drei Referenzpunkte bestimmt:
- Drehpunkt C0/C1 (annäherungsweise erfasst durch den Gehörgang)
- mittlerer Thoraxdurchmesser in Höhe von Th5
- Hüftgelenk (annäherungsweise erfasst durch die Trochanter-major-Spitze)

Ermittlung des mittleren Thoraxdurchmessers

Variante 1
Es wird ein Maßband vom Proc. spinosus Th5 zum Kostosternalgelenk der 5. Rippe gelegt und bei der Hälfte der Distanz eine Markierung vorgenommen.

Variante 2
Ein optional erhältliches Zusatzgerät wird um den Thorax in Höhe von Th5 gelegt.

Anlegen des Gerätes
- Die Messskala wird an der Markierung des mittleren Thoraxdurchmessers angelegt.
- Der obere Messschenkel wird in der Länge so eingestellt, dass der Ohrstecker exakt in den Gehörgang gelegt werden kann.
- Der untere Messschenkel wird auf die Trochanterspitze ausgerichtet.

Ausführung

Die Testperson wird aufgefordert, so gerade wie möglich zu stehen. Der Haltungswinkel wird abgelesen.
Dann wird die Testperson aufgefordert, in ihre Gewohnheitshaltung zu gehen. Der Haltungswinkel wird wiederum abgelesen.
Darüberhinaus ist eine Ausführung im Sitz auf gleiche Weise möglich.

Tipps und Fallen

Bei Bestimmung des mittleren Thoraxdurchmessers mit der Maßband-Methode ist der Referenzpunkt bei jeder Messung neu zu bestimmen. Dieser Mehraufwand entfällt bei Messung mit dem Thorax-Messzusatz.

14.1 Haltung

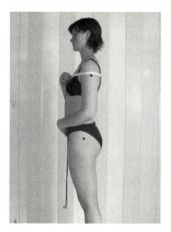

Ermittlung des mittleren Thoraxdurchmessers

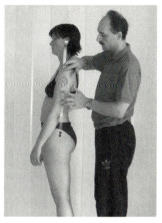

Anlegen des Posturometers im Stand

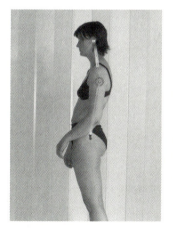

Bestimmung des Haltungswinkels mit dem Posturometer (Stand)

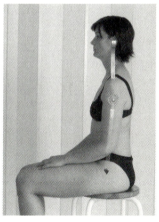

Bestimmung des Haltungswinkels mit dem Posturometer (Sitz)

14.1.9 BWS-Kyphose, Messung der Kyphose mit Inklinometer, Kypholordometer

Die Messung des Kyphosewinkels der Brustwirbelsäule erfolgt mit Hilfe eines Inklinometers oder eines speziellen Kypholordometers.

Ausführung

Die Messung erfolgt im habituellen symmetrischen Stand mit hängenden Armen. Die Messung mit dem Inklinometer erfolgt unterhalb Th1 und auf dem Neutralwirbel zwischen BWS-Kyphose und LWS-Lordose. Gemessen wird der Differenzwinkel zwischen beiden Winkeln. Besonders einfach ist dies bei Einsatz eines Inklinometers, welches beim ersten Anlegen auf Null gestellt werden kann.
Die Messung mit dem Kypholordometer erfolgt ebenfalls unterhalb Th1 und auf dem Neutralwirbel. Der Kyphosewinkel kann dabei direkt abgelesen werden.
Beide Verfahren sind in Kap. 12.1 ausführlich beschrieben.

Tipps und Fallen

Die Messung beider Messgeräte sind nicht unmittelbar vergleichbar im Ergebnis. Geben Sie bei der Dokumentation daher immer an, mit welchem Gerät die Messung durchgeführt wurde.

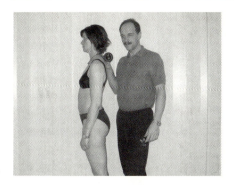

Kyphosewinkel, Messung mit dem Inklinometer

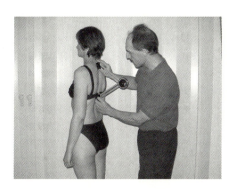

Das Kypholordometer (Rippstein 1985)

14.1.10 Bestimmung des Cobb-Winkels

Der Cobb-Winkel stellt die seitliche Verkrümmung der Wirbelsäule bei einer Skoliose in der Frontalebene dar. Er wird durch Messung mit Goniometer oder Inklinometer am Röntgenbild bestimmt.

Ausführung

Die Messung mit dem Goniometer erfolgt anhand der auf das Röntgenbild aufgezeichneten Hilfslinien, welche auf die Wirbelkörper-Deckplatten aufgezeichnet werden. Das Goniometer wird auf den Kreuzungspunkt der Hilfslinien aufgelegt und mit den Messschenkeln entlang der Hilfslinien ausgerichtet.

Bei Messung mit dem Inklinometer sind keine Hilfslinien erforderlich. Das Inklinometer wird bei hängendem Röntgenbild auf die WK-Deckplatte des Wirbels am unteren Ende der seitlichen Verkrümmung angelegt und dort auf Null gestellt. Dann wird das Gerät entlang der Deckplatte des Wirbels am oberen Ende der Krümmung angelegt und der Cobb-Winkel wird direkt abgelesen.

Dokumentation:
Skoliose-Scheitel Th6 F: 40° li-konvex

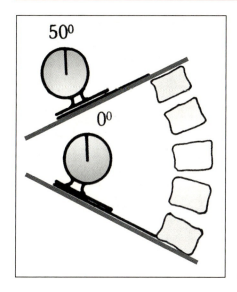

Cobb-Winkel zur Bestimmung der Skoliose am Röntgenbild

14.1.11 Skoliotische Rot., gemessen mit dem Inklinometer, Nivelliertrapez

Skoliosen sind auch gekennzeichnet durch eine Rotation der Wirbelkörper.
Eine Rotation im Bereich der Brustwirbelsäule kann insbesondere bei vorgeneigtem Oberkörper beim Blick tangential zu den Rippenbögen beobachtet werden (Adam-Zeichen).
Dieser Rotationswinkel kann mit Hilfe eines Inklinometers oder anderer Messinstrumente gemessen werden.
Ein Winkel von 30° Rechtsrotation im Bereich Th6 kann wie folgt protokolliert werden:
Skoliose-Scheitel Th6 T: 30° re-Rotation

Ausführung

Die Testperson wird aufgefordert, sich aus dem aufrechten Stand nach vorne zu beugen. Dabei wird entweder ein Lineal auf beide Rippenbögen aufgelegt und das Inklinometer darauf platziert oder es wird ein Inklinometer verwendet, welches die Anwendung mit zwei distal liegenden Auflagepunkten ermöglicht.
Der Rotationswinkel kann direkt abgelesen werden.
Historisch gesehen wird die Messung der skoliotisch bedingten Rotation der Wirbelkörper seit langem durchgeführt. Bereits im Jahr 1904 wurde in einem Buch das „Nivelliertrapez nach Dr. W. Schulthess" beschrieben.

Tipps und Fallen

Der hier ermittelte Wert dient lediglich der Verlaufskontrolle einer einzelnen Testperson und entspricht nicht dem exakten Drehwinkel eines bestimmten Wirbels.

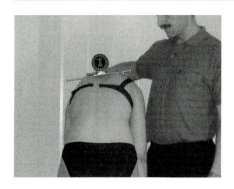

Auflage eines Inklinometers auf eine breite Unterlage

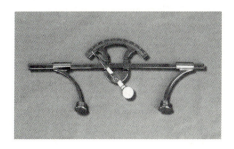

Historisches Nivelliertrapez von Schulthess 1904

14.2 Längenmessung

14.2.1 Beinlänge anatomisch und funktionell, gemessen mit dem Maßband und orthop. Schieblehre

Die **anatomische Beinlänge** wird im Liegen oder Stehen mit Hilfe eines Maßbandes ermittelt.
Gemessen wird der Abstand zwischen der Trochanterspitze und der Spitze des Malleolus lateralis.
Die **funktionelle Beinlänge** wird im Liegen oder Stehen gemessen.
Gemessen wird der Abstand zwischen der Spina iliaca ant. sup. und dem Malleolus med.
Eine Alternative zur Bestimmung einer Beinlängendifferenz ist die Bestimmung eines Beckenschiefstandes mit Hilfe der Beckenwaage, der orthopädischen Schieblehre oder dem PALM™ PalpationMeter.

14.2 Längenmessung

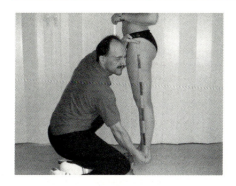

Abstand zwischen Trochanter major und Malleolus lat.

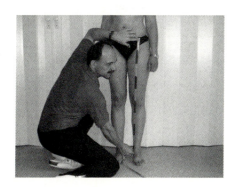

Abstand zwischen Spina iliaca ant. sup. und Malleolus med.

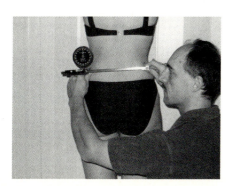

Anlage der orthopädischen Schieblehre mit Inklinometer

14.3 Umfangmessung

14.3.1 Oberschenkelumfang, gemessen mit dem Maßband

Durch Messung des Umfangs von bestimmten Stellen am Bein kann sowohl eine Veränderung der Schwellung als auch der Muskelmasse dokumentiert werden.

Die Messung erfolgt:
- 20 cm oberhalb der Patella
- 10 cm oberhalb der Patella

Alternativ kann auch hier gemessen werden:
- an der Stelle des größten Oberschenkelumfangs (Mitte des M. quadriceps)
- direkt oberhalb der Patella

Die alternativen Messpunkte sind insbesondere bei Kindern von Bedeutung, da deren Körperdimensionen sich dem Wachstum entsprechend stark verändern.

14.3 Umfangmessung

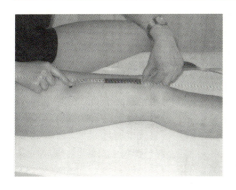

Messung 20 cm oberhalb der Patella

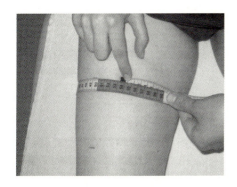

Umfangmessung 20 cm oberhalb der Patella

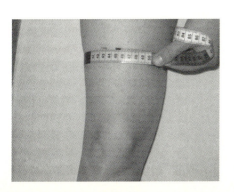

Umfangmessung 10 cm oberhalb der Patella

14.3.2 Unterschenkelumfang, gemessen mit dem Maßband

Die Messung der Unterschenkelumfänge ist insbesondere bei Schwellungszuständen von Bedeutung.

Die Messung erfolgt:
- 7 cm unterhalb der Patella
- 4 cm oberhalb Malleolen
- auf Höhe der Metatarsalknochen

Alternativ kann auch hier gemessen werden:
- an der Stelle des größten Unterschenkelumfangs (Mitte des M. gastrocnemius)
- direkt oberhalb der Malleolen

Die alternativen Messpunkte sind insbesondere bei Kindern von Bedeutung, da deren Körperdimensionen sich dem Wachstum entsprechend stark verändern.

14.3 Umfangmessung

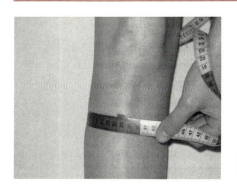

Umfangmessung Unterschenkel 7 cm unterhalb Patella

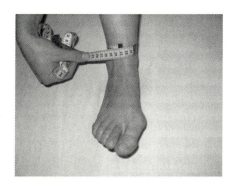

Umfangmessung 4 cm oberhalb der Malleolen

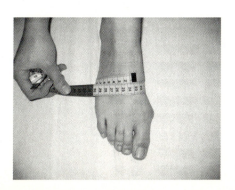

Umfangmessung auf Höhe der Metatarsalknochen

14.3.3 Armumfang, gemessen mit dem Maßband

Durch Messung des Umfangs von bestimmten Stellen am Arm kann sowohl eine Veränderung der Schwellung als auch der Muskelmasse dokumentiert werden.

Die Messung erfolgt:
- 15 cm oberhalb Ellenbogen
- 7 cm unterhalb des Ellenbogen
- 4 cm oberhalb des Handgelenks
- auf Höhe der Metakarpalknochen

Alternativ kann die Messung auch durchgeführt werden:
- an der Stelle mit dem größten Oberarmumfang (Höhe M. bizeps br.)
- an der Stelle mit dem größten Unterarmumfang (Höhe M. extensor carpi rad. br.)
- an der Stelle mit dem geringsten Unterarmumfang (Nähe Handgelenk)

Die alternativen Messpunkte sind insbesondere bei Kindern von Bedeutung, da deren Körperdimensionen sich dem Wachstum entsprechend stark verändern.

14.3 Umfangmessung

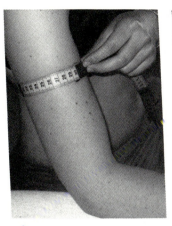

Umfangmessung 15 cm oberhalb der Ellenbeuge

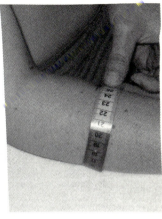

Umfangmessung 7 cm unterhalb der Ellenbeuge

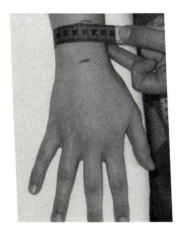

Umfangmessung 4 cm oberhalb des Handgelenks

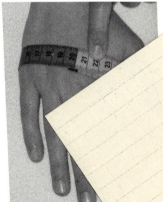

Umfangmessung auf Höhe der knochen

14.4 Stand/Gang

14.4.1 Beckenstabilität im Einbeinstand, gemessen mit der orthop. Schieblehre mit Inklinometer

F: 3–5° Absenkung des Beckens der Spielbeinseite in der Frontalebene

Die Beckenstabilität im Einbeinstand ist ein wichtiger Indikator für die Funktion des Hüftgelenks und der abduzierenden Muskulatur.
Die orthopädische Schieblehre kann zur Messung der funktionellen Beckenstabilität im Einbeinstand genutzt werden.

Ausführung

Die orthopädische Schieblehre mit Inklinometer wird auf den Beckenkamm aufgelegt. Die Testperson wird aufgefordert, ein Bein angewinkelt anzuheben. Dabei wird gestattet, sich mit einer Fingerspitze an einer Wand oder Tür einen kleinen Halt zu geben. Dies erhöht die Stabiltät und erleichtert das Ablesen.
Bei starker Insuffizienz der Hüftabduktoren oder Schmerzen im Hüftgelenk kommt es entweder zu einem starken Absinken des Beckens (Trendelenburg) oder zu einer Gewichtsverlagerung des gesamten Oberkörpers über die Standbeinseite (Duchenne).

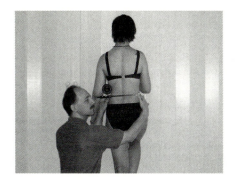

Beckenstabilität im Einbeinstand, Absenkung bis 5°

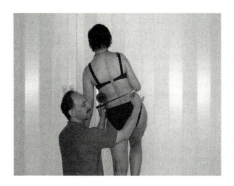

Duchenne-Hinken

14.4.2 Schrittlänge, Spurbreite und Kadenz, gemessen mit Maßband und Stoppuhr

Die Schrittlänge ist abhängig von der Länge der Beine und daher nicht zwischen mehreren Personen vergleichbar. Einige Autoren nennen Werte von 78 cm als Durchschnittswert.
Die Spurbreite ist als der mittlere Abstand der Fersenmitten des rechten und linken Fußes festgelegt. Die Spurbreite beträgt i.d.R. 5-13 cm.
Die Spurbreite reduziert sich bei schnellem Gehen oder Laufen. Sie verbreitert sich deutlich bei Gangunsicherheit und ist somit ein wichtiger Parameter zur Beurteilung koordinativer Fähigkeiten der Testperson.

Ausführung

Schrittlänge und Spurbreite können ermittelt werden, indem zunächst eine schwarze Gummibahn mit 3 m Länge ausgelegt wird, auf der 2 Doppelschritte ausgeführt werden können.
Man lässt die Testperson dann z.B. in weiße Kreide treten und über die Matte laufen. Auf dieser Bahn wird anschließend ein Maßband ausgelegt (Anfang beim 1. Fersenkontakt) und die Schrittlänge und Spurbreite gemessen.
Alternativ zu diesem Verfahren kann eine Papierbahn ausgelegt werden, über welche die Testperson läuft, nachdem sie die Füße z.B. über eine Glasplatte mit pastöser Wasserfarbe (wie für Linolschnittdruck verwendet, beschrieben von Debrunner 2004) eingefärbt hat.
Ebenfalls möglich ist es, die Fußabdrücke auf einem Betonboden abzeichnen zu lasen, wie man es aus dem Schwimmbad kennt. Dort zeichnen sich Fußabdrücke ab, nachdem man mit nassen Füßen darübergelaufen ist (Wir danken Herrn Dr. Best für diesen Hinweis). Um sich selbst eine entsprechende Möglichkeit zu schaffen, benötigt man einige Waschbetonplatten, die in zwei Reihen aneinander gelegt werden. Darüber gehen die Personen, nachdem sie die Füße nass gemacht haben. Zu berücksichtigen ist, dass der normale Gang einer Person erst nach einigen Schritten ohne Beschleunigung oder Abbremsen gesehen werden kann und daher nach Möglichkeit sogar 5-6 m Gehstrecke plus Beschleunigung und Abbremsstrecke verfügbar sein sollten, um optimale Ergebnisse zu erhalten.
Relevant zur Beurteilung eines Gangbildes ist dabei nicht nur die Doppelschrittlänge, sondern auch die Einzelschrittlänge der beiden Seiten. Unterschiede können wesentliche Anhaltspunkte für ein Schonbedürfnis (Schmerzen oder Kontrakturen) eines Beines sein.
Die Kadenz (Anzahl der Schritte/min) wird einfach durch Zählen ermittelt. Sie variiert je nach Beinlänge und emotionalem Zustand der Testperson im Normalfall zwischen 100 und 130 Schritten/min.
Da sich die Gehgeschwindigkeit aus dem Produkt von Kadenz x Schrittlänge zusammensetzt, kann auf umgekehrtem Weg auch die Schrittlänge ermittelt werden, wenn für eine bestimmte Wegstrecke (z.B. 10 oder 20 m) die Zeit gestoppt und die Schritte gezählt werden.

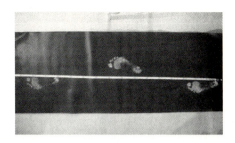

Fußabdrücke auf einer Gummibahn, Schrittlänge

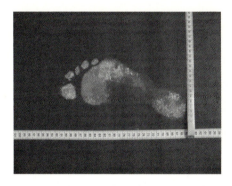

Bestimmung der Spurbreite mit Maßband

14.4.3 Fußachse, bestimmt mit dem Goniometer

Die Stellung der Fußachse kann wie bei der Bestimmung der Schrittlänge durch einen Abdruck des Fußes beim Gehen ermittelt werden.
Hierbei wird z.B. der Winkel zwischen der Fußlängsachse und der Fortbewegungsrichtung mit Hilfe eines Goniometers gemessen.

Ausführung

Der Fußabdruck auf einer Gummimatte (Kreide oder Mehl) wird mit einem Maßband oder einem langen Lineal belegt, sodass dieses durch die Mitte der Ferse und durch das 2. Grundzehengelenk führt.
Eine zweite Hilfslinie wird gebildet durch das Anlegen eines 2. Maßbandes oder langen Lineals an die inneren Fersenkontaktpunkte von zwei Abdrücken desselben Fußes.
An diese beiden Linien werden nun die Schenkel eines Goniometers angelegt.
Alternativ kann ein zweiter Winkel bestimmt werden, indem die erste der Hilfslinien durch die Stelle des ersten Fersenkontakts und dem Großzehengrundgelenk gelegt wird.

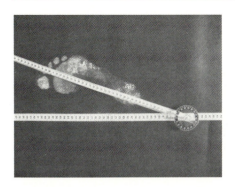

Fußachse

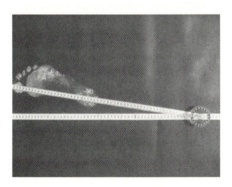

Abrollachse des Fußes beim Gang

14.4.4 Fuß-Blauabdruck

Zur bildhaften Darstellung eines Fußabdrucks wird insbesondere in der Orthopädie-Schuhtechnik das Verfahren des Blauabdrucks (Trittspur) verwendet.
Dabei tritt die Testperson auf eine Gummiplatte, deren Unterseite mit Farbe bestrichen wurde, und erzeugt dadurch einen Fußabdruck auf einem darunter liegenden Papierbogen (Blauabdruck).
Der Umriss des Fußes wird mit Hilfe eines Stifts angezeichnet.
Der Abdruck liefert nicht nur die Form des Fußes, sondern auch die Stellen mit erhöhtem Druck, da diese Punkte sich stärker auf dem Papier abzeichnen. (Wir danken Herrn Seifert Rapp&Seifert GmbH für diesen Hinweis.)

14.4 Stand/Gang

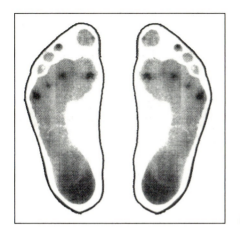

Blauabdruck beider Füße

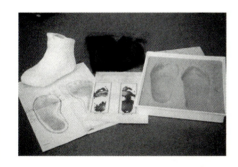

Mit freundlicher Genehmigung der Orthopädieschuhtechnik C. Maurer Druck und Verlag

14.4.5 Stellung des Rückfußes, gemessen mit dem Goniometer

0 – 6° Valgusstellung

Die Stellung des Rückfußes im Stand kann mit Hilfe eines Goniometers gemessen werden.

Ausführung

Die Testperson steht symmetrisch auf beiden Füßen. Der Untersucher legt ein Goniometer an die Achillessehne und parallel zum Boden an und liest den Winkel ab. Abweichungen > 6° werden als Pes valgus bezeichnet, Varusstellungen < 0° als Pes varus.

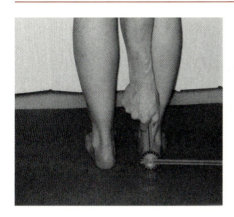

Valgusstellung des Rückfußes 0–6°

Dokumentationsbögen	272
Literaturverzeichnis	275
Bezugsquellen für Messgeräte	276
Internetadressen	277

Anhang

Dokumentation Beweglichkeit   **Wirbelsäule/Rumpf**

Name .... geb. am: .... Name Untersucher: ....

Diagnose/Ort des Hauptschmerzes: ....

Schmerz am: ____

HWS

Funktionstests	Datum			
Flex./Ext. des Kopfes		|	|	|
Pro-/Retraktion des Kopfes		|	|	|
Kopfdrehung bei HWS-Nullstellung li/re		|	|	|
Kopfdrehung bei HWS-Flex. li/re		|	|	|
Seitneigung des Kopfes li/re		|	|	|
De-Kleyn-Test li/re		|	|	|
Beweglichkeit				
Sagittalebene: Ext./Flex. (Norm: S: 45-0-65)				
Kinn-Sternum-Abstand bei Ext./Flex. (cm)				
Frontalebene: Lateralflex. li/re (Norm: F: 55-0-55)				
Ohr-Akromion-Abstand (cm) li/re				
Rotationsebene: Rotation li/re (Norm: R: 80-0-80)				

Schmerz am: ____

BWS/LWS

Funktionstests	Datum			
Rumpfflex./-ext.		|	|	|
Rumpfdrehung li/re		|	|	|
Rumpfseitneigung li/re		|	|	|
Beckenkippung				
Vorlauf-Phänomen SIG li/re		|	|	|
Rücklauf-Test SIG (Spine-Test) li/re		|	|	|
Matthiass-Test				
Beweglichkeit				
Sagittalebene: FBA (cm)				
Frontalebene: FBA (seitlich) (cm - li/re)		|	|	|
Thoraxumfang -thorakale Atmung - bei Einatmung/Ausatmung (cm)				
Bauchumfang -abdominale Atmung - bei Einatmung/Ausatmung (cm)				

Schmerz am: ____

Schober thorakal (Ott) Ext./Flex. Nullstellung = 30 cm, (Norm: 26 cm/38 cm)				
Schober lumbal Ext./Flex. Nullstellung = 10 cm, (Norm: 7 cm/15 cm)				
Rotationsebene: Rotation li/re (Norm: R: 60-0-60)				
Kyphosewinkel bei max. Ext. (Norm: S: 15-25°)				

Weitere Messungen	Datum			
Sensibilitäts- und Reflexstörungen				
Gleichgewichtsstörungen, Schwindel				
Muskelschwäche				
Körperdeformitäten				
Längenmaße (auch Beinlänge im Stand)				
Bemerkungen				

✓ getestet, normale Beweglichkeit,   ◯ getestet, eingeschränkte Beweglichkeit,   ✗ nicht getestet
VAS-Schmerzskala (rechter Blattrand):   0 = kein Schmerz – 10 stärkster vorstellbarer Schmerz

....
Berichtsdatum   Stempel   ....
                                                                                     Unterschrift Untersucher

Dokumentation Beweglichkeit   **Obere Extremität**

Name .... geb. am: .... Name Untersucher: ....
Diagnose/Ort des Hauptschmerzes: ....

Schultergelenk	Links	Rechts
Funktionstests Datum		
Schürzengriff ggf. (cm)		
Nackengriff ggf. (cm)		
Kombinationsgriff (cm)		
Gelenkbeweglichkeit		
Sagittalebene: Ext./Flex. (Norm: S: 50-0-170)		
Frontalebene: Abd./Add. (Norm: F: 180-0-40)		
Transversale Ext./Flex. (Norm: T: 35-0-135)		
AR/IR (Norm: R: 45-0-60)		
AR/IR bei 90° abd. Arm (Norm: R(F90):90-0-70)		

Schmerz am: ____

10
9
8
7
6
5
4
3
2
1
0

Ellenbogengelenk	Links	Rechts
Funktionstests Datum		
Hand-Schultergriff (cm)		
Gelenkbeweglichkeit		
Sagittalebene: Ext./Flex. (Norm: S: 10-0-135)		
Rotation Sup./Pron. (Norm: R: 90-0-80)		

Schmerz am: ____

10
9
8
7
6

Hand- /Fingergelenke	Links	Rechts
Funktionstests Datum		
Daumenopposition (cm)		
Fingerspreizen (cm)		
Faustschluss (cm)		
Gelenkbeweglichkeit Handgelenk		
Sagittalebene: Ext./Flex. (Norm: S: 60-0-60)		
Frontalebene: Abd./Add. (Norm: F: 35-0-30)		
Rotationsebene: Sup./Pron. (siehe Ellenbogen)		
Gelenkbeweglichkeit Fingergelenke Sagittalebene		
Fingergrundgel. Ext./Flex. (Norm: S: 20-0-90)		
Prox. IP-Gelenk (PIP) (Norm: S: 0-0-100)		
Dist. IP-Gelenk (DIP) (Norm: S: 20-0-100)		

5
4
3
2
1
0

Schmerz am: ____

10
9
8
7
6
5

Weitere Messungen	Links	Rechts
Kraft (Muskel)		
neurogene Irritationen		
Umfangmaße		
Sonstiges		

4
3
2
1
0

✓ getestet, normale Beweglichkeit,   ○ getestet, eingeschränkte Beweglichkeit,   ✗ nicht getestet
VAS-Schmerzskala (rechter Blattrand):   0 = kein Schmerz – 10 stärkster vorstellbarer Schmerz

© aus: Bruzek, LF Gelenkmessung. Elsevier, 2006.

....   Stempel   ....
Berichtsdatum   Unterschrift Untersucher

Dokumentation Beweglichkeit   **Untere Extremität**

Name .... geb. am: .... Name Untersucher: ....

Diagnose/Ort des Hauptschmerzes: ....

Schmerz am: _____

Hüftgelenk	Links		Rechts	
Datum **Funktionstests**				
Thomashandgriff				
Patrick-Kubis-Test				
Gelenkbeweglichkeit				
Sagittalebene: Ext./Flex. (Norm: S: 10-0-140)				
Frontalebene: Abd./Add. (Norm: F: 45-0-30)				
Transversalebene: Abd. aus 90° Hüftflexion (Norm: T(S90): 80-0-120)				
Rotationsebene: AR/IR (Norm: R: 35-0-45)				
Rotationsebene: AR/IR bei 90° Hüftflex. (Norm: R(S90): 60-0-40)				

Schmerz am: _____

Kniegelenk	Links		Rechts	
Datum **Funktionstests**				
Flexion				
Extension				
AR/IR bei 90° Knieflex.				
Gelenkbeweglichkeit				
Sagittalebene: Ext./Flex. (Norm: S: 10-0-150)				
Außen-/Innenrot. mit 90° Knieflex (Norm: R: 40-0-30)				

Sprunggelenke	Links		Rechts	
Datum **Funktionstests**				
Dorsalext./Plantarflex.				
Gelenkbeweglichkeit				
Sagittalebene: Ext./Flex. (Norm: S: 30-0-50)				
Rotationsebene: Sup./Pron. (Norm: R: 25-0-55)				

Schmerz am: _____

Weitere Messungen	Links		Rechts	
Kraft (Muskel)				
Umfangmaße				
neurogene Irritationen				
Sonstiges				

✓ getestet, normale Beweglichkeit,   ◯ getestet, eingeschränkte Beweglichkeit,   ✗ nicht getestet
VAS-Schmerzskala (rechter Blattrand):   0 = kein Schmerz – 10 stärkster vorstellbarer Schmerz

© aus: Bruzek, LF Gelenkmessung. Elsevier, 2006.

....
Berichtsdatum   Stempel   Unterschrift Untersucher

Literaturverzeichnis

Beckers, D., Deckers, J., Ganganalyse und Gangschulung, Springer Verlag, 1997

Bengel, J., Koch, U., Grundlagen der Rehabilitationswissenschaften, Springer Verlag, 2000

Biefang, S., Potthoff, P., Schliehe, F., Assessmentverfahren für die Rehabilitation, Hogrefe Verlag GmbH & Co. KG, 1999

Bös, K., Handbuch motorische Tests, Hogrefe Verlag, 2. Aufl. 2001

Bruzek, R., Physiotest-Ortho 2005 CD-Rom, Desimed Verlag für Neue Medien, 2004

Buckup, K., Klinische Tests an Knochen, Gelenken und Muskeln, Thieme Verlag, 2. Aufl. 2000

Butler, D., Mobilisation des Nervensystems, Springer Verlag, 1995, 2. Nachdruck 1998

Cocchiarella, L., Andersson, G., Guides to the Evaluation of Permanent Impairment, Fifth Edition, Fifth Printing, American Medical Association, 2005

Debrunner, H.U., Gelenkmessung (Neutral-0-Methode) Längenmessung Umfangmessung, Bulletin Arbeitsgemeinschaft für Osteosynthesefragen, Bern 1971

Fialka-Moser, V., Kompendium der Physikalischen Medizin und Rehabilitation, Springer-Verlag Wien, 2001

Frisch, H., Programmierte Untersuchung des Bewegungsapparates, Springer Verlag, 8. Aufl. 2001

Gerhardt, J., Cocchiarella, L.; Lea, R., The Practical Guide to Range of Motion Assessment, American Medical Association, 2002

Gerhardt, J.J., Rippstein, J.R., Gelenk und Bewegung, Huber, Hans, Buchhandlung und, 1992

Hepp, W.R., Debrunner, H.U., Orthopädisches Diagnostikum, Thieme Verlag, 7. Aufl. 2004

Krämer, K.-L., Maichl, F.-P., Scores, Bewertungsschemata und Klassifikationen in Orthopädie und Traumatologie, Thieme Verlag, 1993

Medved, V., Measurement of Human Locomotion, CRC Press LLC, 2001

Meinecke, R., Gräfe, K., Bewegungs-, Längen- und Umfangmessungen, Lau-Verlag GmbH, 4. Aufl. 2002

Meurer, A., Elektromyographie und Goniometrie der menschlichen Gehbewegung, Springer Verlag, 2001

Neumann, G., Sportmedizinische Funktionsdiagnostik, Thieme Verlag, 2. Aufl. 1994

Norkin, C. C., White, D. J., Measurement of Joint Motion, F.A.Davis Publications, 2003

Perry, J., Ganganalyse, Urban & Fischer, 2003

Reese, N., Bandy, W. D., Joint Range of Motion and Muscle Length Testing, Elsevier Books Customer Services, 2001

Rompe, G., Erlenkämper, A., Begutachtung der Haltungs- und Bewegungsorgane, Thieme Verlag, 4. Aufl. 2004

Ryf, C., Weymann, A., Range of Motion - AO ASIF Neutral-0 Method, Thieme Verlag, 1999

Stelzenmüller, W., Wiesner, J., Therapie von Kiefergelenkschmerzen, Thieme Verlag, 2004

Streiner, D., Health Measurement Scales, Oxford University Press, 3/E 2003

Vieregge, P., Idiopathische Gangstörung im Alter, Huber, 1996

Bezugsquellen für Messgeräte

Aktuelle Liste von Bezugsquellen
- Desimed GmbH & Co. KG
  Zöllinplatz 3
  79410 Badenweiler
  Tel.: +49(0)76 32/76 77
  Fax: +49(0)76 32/76 11
  info@desimed.de
  http://www.physio-test.de/
  Gelenkmessungen

Inklinometer, Goniometer, andere Messgeräte
- PINO Pharmazeutische Präparate GmbH
  Paul-Dessau-Str. 5
  22761 Hamburg
  Tel.: +49(0)40/89 97 85 - 0
  Fax: +49(0)40/89 97 85 -85
  http://www.pinoshop.de
- Orthentics
  Christophstr. 2
  72072 Tübingen
  Tel.: +49(0)7071-368683
  Fax: +49(0)7071-368682
  http://www.zegra.info
  Speziell: Messgeräte für Becken und Kopf
- Dr. Rippstein; La Conversion; CH
  Fax: +41 (0)21 791 17 60
  Speziell: Plurimeter, Spezialgoniometer für Hand und Wirbelsäule
- Lafayette Instrument Co. Europe
  4 Park Road, Sileby
  Loughborough, Leics., LE12 7TJ.
  UK.
  Tel.: +44 1509 817700
  Fax: +44 1509 817701
  Eusales@lafayetteinstrument.com
  http://www.lafayetteinstrument.com
- Lafayette Instrument Co. USA
  3700 Sagamore Parkway North
  PO Box 5729
  Lafayette, IN 47903
  Phone: 765-423-1505
  Toll Free: 800-428-7545
  Fax: 765-423-4111
  lic@lafayetteinstrument.com
  http://www.lafayetteinstrument.com
- FysioSupplies.NL
  Floresstraat 47-a
  9715 HP
  Groningen
  Tel.: +31(0)84 71 14 719
  info@FysioSupplies.nl
  http://www.fysiosupplies.nl
- Acumar technology; USA
  http://www.acumar.com
  Speziell: digitale Inklinometer
- HOSPEQ Inc.
  7454 SW 48th Street, Miami,
  FL 33155, USA
  Phone: +1 305-740-9062
  Fax: +1 305-740-9063
  http://www.rehaboutlet.com

Zeichen- und Architekturbedarf allg.
- z. B. Handwerksbedarf allg.
  Mercateo AG
  Postfach 1460
  06354 Köthen
  Service Nr.: 01805-47 00 00
  (0,12 EUR /Min)
  Speziell: Kurvenlineal 60cm
  http://www.mercateo.com
- geo-Fennel Führer GmbH
  Kupferstraße 6
  D-34225 Baunatal
  Tel.: +49(0)5 61/49 21 45
  http://www.geo-fennel.de
  Speziell: Linienlaser, Kreuzlaser

Internetadressen zu ICF und wissenschaftlichem Arbeiten

Desimed GmbH & Co. KG

http://www.physio-test.de
  Informationen zu Gelenkmessungen und weiteren Assessmentverfahren

http://www.physio-test.de/ICF
  Informationen und Links rund um das Thema ICF

Deutsches Institut für med. Dokumentation u. Information

http://www.dimdi.de/static/de/klassi/ICF
  deutschsprachige ICF-Seite bei DIMDI

http://www.dimdi.de/static/de/db/recherche.htm
  Literaturrecherche mit deutschsprachiger Benutzerführung

Interessengem. Physiotherapie Rehabilitation (IPR)

http://www.igptr.ch/welcome.htm
  Bewertung zahlreicher Assessmentverfahren

National Library of Medicine

http://www.ncbi.nlm.nih.gov/entrez
  Literaturrecherche über PubMed

PEDro Physiotherapie Evidance-Datenbank (dt.-sprachige Version)

http://www.pedro.fhs.usyd.edu.au/german/index_german.html

World Health Organization (WHO)

http://www3.who.int/icf/icftemplate.cfm
  ICF-Seite der WHO

http://www3.who.int/icf/onlinebrowser/icf.cfm
  ICF-Browser (mehrsprachig)
  Zum Zeitpunkt der Drucklegung ist die Version German Beta-2 als deutschsprachige Version verfügbar